Forschungsreihe der FH Münster

Die Fachhochschule Münster zeichnet jährlich hervorragende Abschlussarbeiten aus allen Fachbereichen der Hochschule aus. Unter dem Dach der vier Säulen Ingenieurwesen, Soziales, Gestaltung und Wirtschaft bietet die Fachhochschule Münster eine enorme Breite an fachspezifischen Arbeitsgebieten. Die in der Reihe publizierten Masterarbeiten bilden dabei die umfassende, thematische Vielfalt sowie die Expertise der Nachwuchswissenschaftler dieses Hochschulstandortes ab.

Neele Dumstorff

Skills-Lab als dritter Lernort

Chancen und Herausforderungen für die generalistische Pflegeausbildung

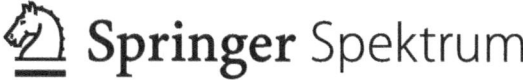 Springer Spektrum

Neele Dumstorff
Fachbereich Gesundheit
FH Münster
Münster, Deutschland

ISSN 2570-3307   ISSN 2570-3315 (electronic)
Forschungsreihe der FH Münster
ISBN 978-3-658-46159-1   ISBN 978-3-658-46160-7 (eBook)
https://doi.org/10.1007/978-3-658-46160-7

Die Deutsche Nationalbibliothek verzeichnet diese Publikation in der Deutschen Nationalbibliografie; detaillierte bibliografische Daten sind im Internet über https://portal.dnb.de abrufbar.

Planung/Lektorat: Karina Kowatsch
Springer Spektrum ist ein Imprint der eingetragenen Gesellschaft Springer Fachmedien Wiesbaden GmbH und ist ein Teil von Springer Nature.
Die Anschrift der Gesellschaft ist: Abraham-Lincoln-Str. 46, 65189 Wiesbaden, Germany

Wenn Sie dieses Produkt entsorgen, geben Sie das Papier bitte zum Recycling.

Zusammenfassung

Hintergrund: Auszubildende und Studierende in Pflegeberufen erlangen theoretische, sowie praktische Fertigkeiten an den Lernorten Schule und Betrieb. Der dritte Lernort, vor allem das Skills-Lab ist in Deutschland noch nicht implementiert, dient jedoch als ein wertvolles Mittel für den Theorie-Praxis-Transfer. Auch didaktische Hintergründe wie der Konstruktivismus, PBL und CAS werden im Skills-Lab umgesetzt. Das Lernen in einem Skills-Lab bietet einen geschützten Rahmen, um die Lernenden in der realen Welt vor Patientengefährdung und Fehlern zu schützen. Auch Prüfungen können als OSCE abgehalten werden. Aus diesem Grund ist der Einsatz von einem Skills-Lab in der generalistischen Ausbildung für die Schüler/innen sinnvoll.

Ziel: Die vorliegende Arbeit stellt vor allem die Chancen und Herausforderungen dar, die sich für Lernende, Lehrende sowie die Institution herauskristallisiert. Ein weiteres Ziel der Arbeit ist die Arbeit im OSCE, sowie die curricularen Hintergründe, wie ein dritter Lernort implementiert werden kann.

Methode: Ausgewählte Studien aus der Datenbank PubMed, Google Scholar und Publikationen aus anderen Fachzeitschriften verhelfen zur Ergebnisrecherche. Neben deutschsprachigen Texten wurden auch englischsprachige Texte einbezogen. Ferner wurde eine Handsuche in der Hochschulbibliothek Münster, der Hochschulbibliothek Osnabrück sowie der Universität Oldenburg vorgenommen.

Ergebnisse: Anhand der breiten Literaturrecherche werden viele Chancen aber auch einige Herausforderungen eines Skills-Labs dargestellt. Dieser dritte Lernort bietet einen Theorie-Praxis-Transfer, der es den Lernenden ermöglicht, Wissen

mit praktischen Fertigkeiten zu verknüpfen. Außerdem trägt dieser bei der Förderung der Handlungskompetenzen bei. Das Skills-Lab bietet einen geschützten
Rahmen, in welchen die Lernenden ohne Patientengefährdung trainieren können.
Allerdings sind vor allem die Kosten ein großes Problem um dieses umsetzten
zu können. Auch die Einbettung in das Curriculum in Deutschland ist eine große
Herausforderung. Die OSCE ist ein gutes Instrument für Prüfungen, jedoch oft
zu herausfordernd für Student/innen und Schüler/innen.

Abstract

Background: Trainees and students in nursing professions are taught theoretical and practical skills at school and in the workplace. The third learning location, especially the skills lab, is not yet implemented in Germany, but serves as a valuable tool for theory-practice transfer. Didactic backgrounds such as constructivism, PBL and CAS are also implemented in the Skills-Lab. Learning in a skills lab provides a protected setting to protect learners from patient danger and errors in the real world. Exams can also be held as OSCEs. For this reason, the use of a skills lab in generalist education makes sense for students.

Aim: This thesis mainly presents the opportunities and challenges that emerge for learners, teachers and the institution. Another aim of the thesis is the work in OSCE, as well as the curricular background of how a third place of learning can be implemented.

Methods: Selected studies from the database PubMed, Google Scholar and publications from other journals helped to find the results. In addition to German-language texts, English-language texts were also included. Furthermore, a hand search in the University Library of Münster, the University Library of Osnabrück and the University of Oldenburg was performed.

Results: Based on the broad literature search, many opportunities but also some challenges of a skills lab are presented. This third place of learning offers a theory-practice-transfer, which enables the learners to link knowledge with practical skills. It also contributes to the development of action skills. The skills lab provides a protected environment in which learners can practice without risk to patients. However, the costs are a major problem to be able to implement this. Also, the embedding in the curriculum is a big challenge in Germany. The OSCE is a good tool for exams, but often too challenging for students and learners.

Inhaltsverzeichnis

Abkürzungsverzeichnis

BZGS   Berufsbildungszentrum für Gesundheitsberufe St. Gallen
CAS   Cognitive Apprenticeship
i.m.   intramuskulär
OSCE   Objective structured clinical examination
PBL   Problem-based-learning/problembasiertes Lernen
PflBG   Pflegeberufegesetz
SBE   Simulationsbasierte Erfahrungen
SP   Simulationspatienten

Abbildungsverzeichnis

Tabellenverzeichnis

Einleitung

1

1.1 Problemaufriss

„Simulation is the artificial representation of a phenomenon or activity. " (Larew et al., 2006, S. 17).

Im medizinischen Bereich wurde das Skills-Lab erstmals 1970 in Amerika sowie den Niederlanden an der Universität in Maastricht eingesetzt (Loewenhardt et al., 2014, S. 65). Im deutschsprachigen Raum werden seit den 2000er diese Simulationen eingesetzt (Obermeier & Süßmann, 2022, S. 153). Ursprünglich stammt diese Art des Kompetenzerwerbs aus der Luft- und Raumfahrt sowie der Ausbildung an Polizeiakademien (Schewior-Popp, 2005, S. 19). Simulationen gewinnen immer mehr an Bedeutung bei pflegerischen Ausbildungen in Deutschland (Henn, 2022, S. 64). Die Ausbildung in Gesundheitsberufen beinhaltet zu großen Teilen das Erlernen von praktischen Fähigkeiten an und mit Patienten (Bundesrat, 2017, S. 7). Dieser praktische Teil der Ausbildung steht jedoch aufgrund einiger Aspekte in der Kritik. Dabei spielen zum Beispiel ethische Aspekte eine Rolle, da Auszubildende häufig ihre ersten praktischen Erfahrungen direkt am Patienten sammeln (Muijsers, 1997, S. 11). Aus Sicht der Auszubildenden wird der praktische Teil durch mangelnde Anleitung (Ver.di – Vereinte Dienstleistungsgewerkschaft, 2015, S. 11) und Ausnutzen als billige Arbeitskraft negativ belastet (Kuhn, 2019, o. S.). Auch in Zeiten der Covid-19-Pandemie sind ethische Zweifel zu erkennen. Das Ausbilden der Schüler durch medizinisches Fachpersonal generiert mehr Kontaktpersonen sowohl für die Patienten als auch für das Personal (Hieber, 2020, S. 40–41). Um diesen Kritikpunkten der praktischen Ausbildung an und mit Patienten entgegenzuwirken, kann das Ausbilden durch simulationsbasiertes Lernen eine mögliche Alternative sein. In einem Skills-Lab werden praktische Fertigkeiten und Fähigkeiten anhand von Simulationspuppen

N. Dumstorff, *Skills-Lab als dritter Lernort*, Forschungsreihe der FH Münster, https://doi.org/10.1007/978-3-658-46160-7_1

oder Simulationspatienten in einem geschützten Rahmen erlernt und gefördert (Fichtner, 2013, S. 106; Muijsers, 1997, S. 22).

Die Implementierung von Skills-Labs als dritten Lernort steht in Deutschland jedoch immer noch am Anfang. Begründet wird dies mit der selbstverständlichen Trennung zwischen Theorie und Praxis (Schewior-Popp, 2005, S. 19). Außerdem gibt es starke mangelnde Ressourcen, die den Einsatz eines Skills-Labs nicht ermöglichen. Die Intention eines Skills-Labs ist „die Kluft zwischen Theorie und Praxis, zwischen Denken und Handeln zu minimalisieren" (Schewior-Popp, 2005, S. 20).

Im Allgemeinen ist die Ausbildung zur Pflegefachfrau/Pflegefachmann derzeit in zwei Bereiche gegliedert: Theorie und Praxis. Die theoretische Ausbildung beinhaltet laut Curriculum des MAGS (2022) mindestens 2100 Unterrichtseinheiten und die praktische Ausbildung mindestens 2500 Stunden (MAGS, 2022, o.S.). Dieses duale System ermöglicht es nicht nur die Auszubildenden mit wissenschaftlich fundierten theoretischen Grundlagen auszustatten, sondern bietet ihnen auch im Rahmen absolvierter Praktika die Chance, ihr Wissen aus der Theorie in die Praxis umzusetzen. Eine andere Herangehensweise scheint für einen komplexen Beruf wie den der Pflege nicht sinnvoll, da es in der Ausbildung vordergründig um die Entwicklung beruflicher Handlungskompetenz gehen soll. In den Rahmenlehrplänen wird mehrfach beschrieben, dass der Mittelpunkt das arbeitsgebundene Lernen im Mittelpunkt steht und dieses in Form von „Lernen durch Arbeitshandeln im realen Arbeitsprozess" zugeordnet werden soll (Ammende et al., 2019, S. 17). Doch es wird immer zurück auf die Praxis als Lernmöglichkeit geführt und nicht auf einen Lernort wie zum Beispiel das simulationsbasierte Lernen. Aus diesem Grund ist es wichtig, die didaktischen Hintergründe des dritten Lernortes kennen und zu verstehen zu lernen.

1.2   Fragestellung und Ziele

Aus dem aktuellen Wissensstand geht hervor, dass das Simulations-Netzwerk Ausbildung und Training in der Pflege (SimNat Pflege e. V.) die Simulation innerhalb der Pflege so beschreibt, dass Bedingungen geschaffen werden müssen, die realitätsnahe und auch authentische Praxisbeispiele zeigen und widerspiegeln (SimNat Pflege e. V., 2020, S. 3). Diese Lehr-Lernmethode ist auf internationaler Ebene bereits weit verbreitet (SimNat Pflege e. V., 2020, S. 3). Jedoch werden diese Simulationen innerhalb von medizinischer Fortbildung, Weiterbildung und auch Ausbildung nicht vollständig eingeführt. Eher wird die Simulation bzw. das simulationsbasierte Lernen als positives Merkmal dargestellt. In anderen Bereichen, wie zum Beispiel der Kernenergie, wird das simulationsbasierte Lernen als natürlich und evident angesehen (Koppenberg et. al., 2014, S. 373). „Die Mitglieder des SimNAT Pflege e. V. nehmen die Herausforderung zur Optimierung der klinischpraktischen Ausbildung von Pflegenden durch die Entwicklung und Implementierung von Simulation in der beruflichen und akademischen Pflegebildung wahr" (Loewenhardt et al, 2014, S. 68). Weiter geht hervor, welche Kompetenzen von Lernenden und der Ausbildung zum Pflegefachmann/ Pflegefachfrau erwartet werden und welche gefördert werden müssen (Ammende et. al., 2019). Es gibt keine eindeutig definierte Theorie, wie und warum simulationsbasiertes Lernen funktioniert. Stattdessen können Elemente aus diversen Lerntheorien darlegen, weshalb simulationsbasiertes Lernen so erfolgreich ist (Breckwoldt et al., 2014, S. 678).

Studien mit dem Schwerpunkt des simulationsbasierten Lernens haben die klassischen Lehr-Lernkonzepte mit dem Nutzen des simulationsbasierten Lernens verglichen. Vor allem zeigt sich, dass im Skills-Lab der Transfer von Kenntnissen in die Praxis verbessert werden kann. In verschiedenen Studien von beispielsweise Aslaksen et al. (2020) sowie weitere zeigen, dass simulationsbasiertes Lernen auf verschiedene Weisen zur Kompetenzanbahnung der Lernenden beiträgt. Ferner gibt es aber auch viele Herausforderungen, die von der Finanzierung bis hin zu Unterstützung von Lehrenden hinreichen. Auch Prüfungen können durch das sogenannte OSCE absolviert werden und stellen Vor-, wie auch Nachteile da.

Aus diesen genannten Gründen ergeben sich folgende Fragestellung für diese Arbeit:

- Inwiefern unterstützt der dritte Lernort als Skills-Lab den Erwerb von Handlungskompetenz in der pflegerischen Ausbildung
- Ist die OSCE ein geeignetes Instrument, um erworbene Kompetenzen zu überprüfen?
- Welche Vor- und Nachteile ergeben sich für die Lernenden in der generalistischen Pflegeausbildung durch das Skills-Lab?
- Welche Chancen und Herausforderungen haben Lehrende wie auch die Institution durch ein Skills-Lab?

1.3   Methodik und Aufbau der Arbeit

Um die Forschungsfragen der vorliegenden Arbeit zu beantworten, erfolgte eine
Literatur- und Studienrecherche. Verschiedene Datenbanken und Suchmaschi-
nen wie PubMed, CareLit, Medline, Livivo, Google, Google Scholar, Springer
Link und Hogrefe wurden bei dieser Recherche hinzugezogen. Auch in der
Hochschulbibliothek in Münster und Osnabrück, sowie der Universitätsbibliothek
Oldenburg wurde per Handsuche verschiedene Literatur ausgewählt. Die Schlag-
wörter Skills-Lab, Theorie-Praxis-Transfer, CAS, Constructive Alignment, PBL,
Simulationsablauf, High fidelity, Competency, OSCE und Chancen und Herausforderungen im Skills-Lab waren die Hauptschlagwörter, die in den Datenbanken
untersucht wurde. Diese Hauptsuchbegriffe wurden untereinander mit der Kon-
juktion „und" verbunden. Vor allem wurde sich in dieser Arbeit auf Studien
gestützt, um den Forschungsstand genau darzulegen. Die Kriterien der ausgewähl-
ten Literatur und der Studien bezogen sich auf die aktuellen Forschungsstände,
sodass die aktuelle Forschungsgrundlage der Mittelpunkt darstelle und die älteren
Werke nur als Grundlage genutzt wurde, um das beste Outcome zu gewährleisten. Die Anzahl der potenziellen Studien verringerte sich häufig durch fehlenden
Bezug zum Skills-Lab oder zum generellen dritten Lernort. Die übrigen Studien
und die Literatur wurde auf ihre Verwendbarkeit im Hinblick auf die Forschungsfrage geprüft. Durch vorhandene Studien aus den Jahren 2003–2022 – die älteren
Studien als Grundlage und neuere als detaillierte Studien einbeziehen – konnten die Forschungsfragen der vorliegenden Arbeit beantwortet und unterstrichen
werden.

Diese Arbeit gliedert sich in insgesamt sieben Teile. Im ersten Teil wird auf
den Lernprozess, sowie die Lernorte Bezug genommen. „Der Begriff des Lernens
kann dadurch definiert werden, dass man das Verhalten einer Person beschreibt,
die daran ist, etwas zu lernen. Solches Verhalten kann beobachtet oder durch
Rückschlüsse aus dem beobachtbaren Verhalten hergeleitet werden" (Peplau,
2009, S. 151–152). Denn nur wenn das Lernen verstanden worden ist, können
sich Lernorte so entfalten, dass neues gelernt wird und der dritte Lernort an
Bedeutung gewinnt. Nur durch das eigenständige Lernen im Lernort Schule und
Betrieb, kann das Lernen so vereint werden, dass ein Theorie-Praxis-Transfer entstehen kann. So wird im Bezug auf das Lernen auch die verschiedenen Lerntypen
dargestellt und mit Sozialformen und Methoden verknüpft.

Im zweiten Teil der Arbeit handelt es sich um die Kompetenzen der Lernenden in der generalistischen Ausbildung. Vor allem durch das Skills-Lab können
die verschiedenen Handlungskompetenzen gefördert werden, die im Folgenden
dargestellt werden.

Im dritten Teil folgen die didaktischen Hintergründe zum dritten Lernort – dem Skills-Lab. Denn durch den Konstruktivismus und dem Handlungsorientierten Unterricht kann das Skills-Lab erweitert werden und detaillierter benutzt werden. Auch CAS, Constructive Alignment und PBL können im Skills-Lab ihre methodischen Einsätze finden. Das CAS bietet die Entwicklung und Festigung der Handlungskompetenz der Lernenden (Anger-Schmidt & Fesl, 2018, S. 59). Das Constructive Alignment dient der Lernzielorientierung zur Erreichung der Lernergebnisse. PBL wird durch Analyse, Bearbeitung und Lösung den Lernenden zur Fertigkeitenentwicklung verhelfen. Diese werden im Kapitel fünf näher beschrieben. Im vierten Teil folgt das Skills-Lab. Hier werden die Lernphasen, der Ablauf, sowie die Arten von SP's und deren Einsatz beschrieben. Auch die Anforderung der Lernenden und Lehrenden werden erarbeitet. Die Zielsetzung des Skills-Lab ist, dass eine Verbesserung von klinisch-praktischen Fertigkeiten stattfinden kann (Bugaj & Nikendei, 2016, S. 2).

Im fünften Teil wird sich auf das Curriculum in Verbindung mit einem Skills-Lab gestützt. Hier wird die Curriculumentwicklung, sowie eine mögliche Implementierung beschrieben und ein Beispiel aus einer Pflegeschule in Passau gegeben.

Der sechste Teil handelt vom OSCE. Eine Art Methode, um Prüfungen bei Lernenden vor allem im medizinischen Studium aber auch in der Ausbildung abzunehmen. Diese wird in der vorliegenden Arbeit beschrieben und kritisch betrachtet.

Der letzte Teil ist der Mittelpunkt dieser Arbeit. Hier werden die Chancen und Herausforderungen der Lernenden, Lehrenden und der Institution herausgearbeitet und erläutert.

Letztlich wird ein Fazit gezogen und die Forschungsfragen beantwortet.

Lernen aus klassischer Sicht

2

Um das Lernen innerhalb eines dritten Lernortes zu verstehen, muss das Lernen innerhalb des Lernprozesses verstanden werden (Abbildung 2.1). Dieser Lernprozess nach Peplau (2009) sowie das kooperative Lernen werden im folgenden Kapitel erklärt und näher definiert. Auch der erste und der zweite Lernort wird genauer definiert, ebenso wie der Theorie-Praxis-Transfer, damit der Prozess des Lernenden im simulationsbasierten Lernen und Skills-Lab zu verstehen ist.

2.1 Der Lernprozess

Der Lernbegriff ist in der Psychologie sehr weit gefasst, sodass man sagen kann, dass das Lernen entsteht, wenn „gegenüber einem früheren Zustand eine Veränderung eingetreten ist" (Schermer, 1991, S. 10, zit. nach Oelke et al., 1995, S. 12). Man kann festhalten, dass das Lernen sich nicht nur auf Wissen bezieht, sondern auch auf Einstellungen, Gefühle und Gewohnheiten (Oelke et al., 1995, S. 12).

Nach Peplau (2009, S. 151–152) wird das Lernen so definiert: „Der Begriff des Lernens kann dadurch definiert werden, dass man das Verhalten einer Person beschreibt, die daran ist, etwas zu lernen. Solches Verhalten kann beobachtet oder durch Rückschlüsse aus dem beobachtbaren Verhalten hergeleitet werden". Peplau beschreibt sechs Aktionen, die in die in folgender Reihenfolge während des Lernens beobachtet werden können (Abbildung 2.1).

Die Aktion des Beobachtens ist die Fähigkeit, das Geschehen in sich aufzunehmen und sie wahrzunehmen. Die Aktion des Beschreibens des Beobachteten ist die Fähigkeit, das Beobachtete zu beschreiben, indem es jemand anderem mitgeteilt werden kann oder auch einen Bericht zu verfassen, um so aus den

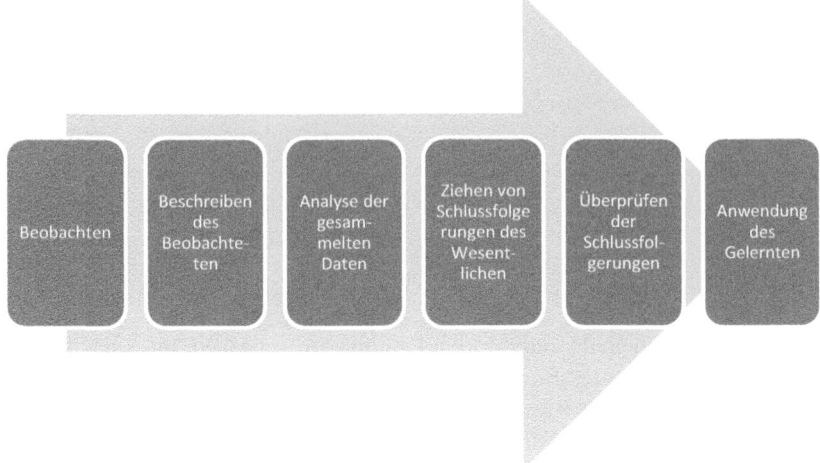

Abbildung 2.1 Sechs Aktionen während des Lernens. (Quelle: Peplau et al., 2009, S. 152–153, Eigene Darstellung)

gesammelten und detaillierten Angaben wie auch Erfahrungen zu lernen. Bei der dritten Aktion handelt es sich um die Analyse der gesammelten Daten, um die Bedeutungen ermitteln zu können. Dadurch werden wichtige Schlussfolgerungen gezogen. Die vierte Phase ist eng mit der dritten Aktion verknüpft, sodass verschiedene Standpunkte in Betracht gezogen werden und so die Erfahrungen in Worte gefasst werden. Die vorletzte Aktion beinhaltet die Überprüfung. Der Lernende überprüft die Bedeutungen und Erfahrungen, die in der Schlussfolgerung gezogen wurden. Dies erfolgt durch den Austausch mit anderen Personen. Die letzte Aktion ist die Anwendung des Gelernten. Die Lernenden erproben das Ergebnis des Lernens und wendet jenes an. Folglich entwickeln die Lernenden ihre Kompetenzen durch diesen Lernprozess (Peplau, 2009, S. 152–153).

Damit Lernen erschaffen werden kann und die Lernenden untereinander und miteinander in Beziehung treten können, muss ein lernförderliches Klima sowie eine gute Unterrichtsatmosphäre geschaffen werden. Ein lernförderliches Klima ist vor allem durch gegenseitigen Respekt zu erkennen. „Erkennbar wird Respekt an der gegenseitigen Höflichkeit" (Oelke & Meyer, 2013, S. 296). Weiter muss, um ein Lernprozess zu schaffen, die Verantwortungsübernahme gegeben sein. So besteht die Chance das Lernen in einer Gemeinschaft effizient zu steigern. Auch die Einhaltung von gemeinsam erschaffenen Regeln zeugen von Respekt und einem lernförderlichen Klima, um Problemen aus dem Weg zu gehen. Auch „Fürsorge ist nötig, um die Lernfähigkeit und -bereitschaft der Schülerinnen und Schüler zu sichern" (Oelke & Meyer, 2013, S. 296). So ist die Umsicht untereinander ein wichtiger Aspekt, um ein lernförderliches Klima zu kreieren oder aufrechtzuerhalten. Der letzte Aspekt ist die Gerechtigkeit. Der/die Lehrende muss jedem Lernenden gerecht werden und dies kann nur geschehen, wenn beide Seiten wahrhaftig miteinander umgehen.

Um weitere günstige Voraussetzungen für einen Lernprozess zu schaffen, ist es wichtig, guten Unterricht zu gestalten. Wichtig ist hier, für wen der Unterricht gut sein soll, wofür der Unterricht nützlich sein soll und auch für welches Fach und welche Ziele der Unterricht gut sein soll (Meyer, 2014, S. 11–12). Unterricht soll demokratisch sein, sodass Lernende sich weiterentwickeln können. Auch gibt es keinen Unterricht, der nicht erzieherisch tätig ist. Der/die Lehrende/n haben die Verantwortung für die Erfahrungen der Lernenden. Das Arbeitsbündnis ist ein weiterer Punkt, der zum guten Unterricht beiträgt. Dieses muss gelingen, um gemeinsame Arbeit und Erfahrungen zu erschaffen. Ferner muss als nächster Aspekt die sinnstiftende Orientierung dargelegt werden, denn es geht immer auch um die Persönlichkeitsentwicklung der Lernenden, sowie unterschiedliche Kenntnisse zu erwerben. Letztlich der wichtigste Punkt innerhalb guten Unterrichts ist die Kompetenzentwicklung. Nur unter Wissens- und Könnensaufbau kann das Gelernte vertieft und verschiedene Kompetenzen im Bereich des Fach-, Sozial-, Kommunikative und Methodenkompetenz gebildet werden (Meyer, 2014, S. 13–14). Dadurch ergeben sich nach Hilbert Meyer (2014) zehn Merkmale des guten Unterrichts (Abbildung 2.2), die wichtig sind, um einen guten Unterricht zu erschaffen:

Meyer legt Wert darauf, dass sowohl Lernende wie auch Lehrende dazu beitragen, die Merkmale zu beeinflussen. Sie sind weder ausschließlich lehrer- noch schülerzentriert. Außerdem sind die Merkmale nicht hierarchisch geordnet und sie sind fachdidaktisch neutral. Die Merkmale können somit ergänzt oder spezifiziert werden. Letztlich sind die Merkmale abstrakt gehalten, damit sie nicht mit Rezepten verwechselt werden können. „Sie müssen also mit Fantasie und Fachkompetenz (…) kleingearbeitet werden" (Oelke & Meyer, 2013, S. 287).

Klare Strukturierung des Unterrichts
- Inhaltsklarheit, Prozessklarheit und Zielklarheit
- Absprache von Regeln
- Rollenklarheit

Hoher Anteil an echter Lernzeit
- gutes Zeitmanagement und Pünktlichkeit

Lernförderliches Klima
- Respekt, einhaltende Regeln
- Gerechtigkeit, Verantwortung, Fürsorge

Inhaltliche Klarheit
- Verständliche Aufgabenstellung
- Plausibilität und Transparenz

Sinnstiftendes Kommunizieren
- Planungsbeteiligung
- Gesprächskultur

Methodenvielfalt
- Vielfalt an Inszenierungstechniken
- Variabilität der Verlaufsformen

Individuelles Fördern
- Freiräume, Geduld & Zeit
- Lernanalysen & Förderpläne

Intelligentes Üben
- Übungsaufgaben mit gezielten Hilfestellungen

Transparente Leistungserwartung
- Richtlinien & Bildungsstandards
- Rückmeldung zum Lernfortschritt

Vorbereitete Umgebung
- gute Ordnung
- brauchbares Lernwerkzeug

Abbildung 2.2 Zehn Merkmale des guten Unterrichts. (Quelle: Meyer, 2014, S. 17–18, Eigene Darstellung)

2.2 Kooperatives Lernen

Das kooperative Lernen lässt sich als Arbeiten in kleinen Gruppen oder Teams definieren und ist eine besondere Form des Gruppenunterrichts (Vanier, 2021, S. 80; Oelke & Meyer, 2013, S. 362). Die Lernenden beteiligen sich aktiv am Lernprozess und unterstützen einander. Ferner fördern sie ihre Kommunikation untereinander, damit auch im Lernprozess Kompetenzen ausgebaut werden (Vanier, 2021, S. 80). „Kooperativ gestalteter Unterricht beinhaltet immer fachliche und soziale Ziele, die reflektiert, überprüft und bewertet werden. Die Entwicklung von Sozialkompetenz ist mindestens genauso wichtig, wie die der Fachkompetenz" (Oelke & Meyer, 2013, S. 362). Vor allem in der Skills-Lab-Methode – die im Folgenden der Arbeit näher erläutert wird – hat diese Art des Lernens einen hohen Stellenwert. Die wichtigsten Aspekte des kooperativen Lernens sind die Beziehungen und Zusammenarbeit untereinander. Green & Green (2009, S. 39–41) zeigen verschiedene Grundannahmen, die für das kooperative Lernen bedeutsam sind (Abbildung 2.3).

Diese Grundannahmen sind von besonderer Bedeutung, wenn kooperatives Lernen effizient sein soll (Oelke & Meyer, 2013, S. 362).

2.3 Lernorte

„Unter einem Lernort sind alle Orte zu verstehen, die Lernprozesse anregen, ergänzen oder abrunden können" (Marquard 2006, S. 12 nach Somrei 1997). In der generalistischen Pflegeausbildung werden verschiedene Lernorte genutzt. Zum einen der Lernort Theorie und zum anderen der Lernort Praxis. Diese beeinflussen zum einen die Entwicklungsförderung und zum anderen die Kompetenzförderung. Lernorte dienen dazu, Wissen und Fähigkeiten zu vermitteln und zu erwerben, sei es durch formales Lernen im Schulunterricht oder Universitätsvorlesungen, durch informelles Lernen wie das Lesen von Büchern oder das Durchführen von Praktika, oder auch durch non-formales Lernen wie Workshops oder Seminare. (Riedel, Lehmeyer & Monteverde, 2022, S. 387). Diese zwei Lernorte werden auch der erste Lernort (Theorie) und der zweite Lernort (Praxis) genannt. Dadurch, dass die Ausbildungsverordnung verändert wurde, musste ein neuer Lernort geschaffen werden, um den Spalt zwischen dem ersten und dem zweiten Lernort zu schließen damit ein Wissenstransfer ermöglichet werden kann (Landolt, 2002, S. 9).

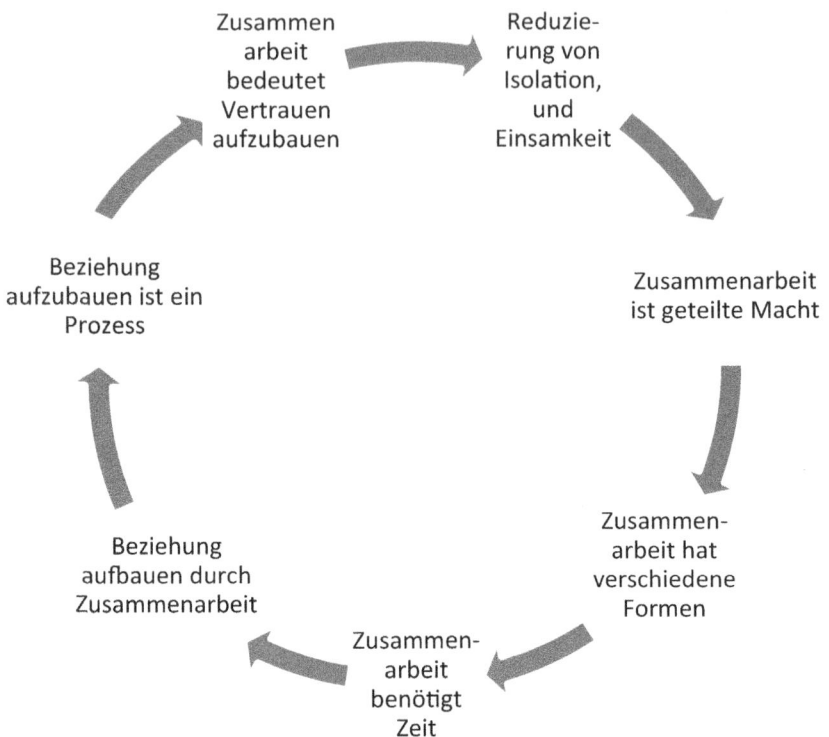

Abbildung 2.3 Grundannahmen des kooperativen Lernens. (Quelle: Green & Green, 2009, S. 39–41, Eigene Darstellung)

2.3.1 Erster Lernort

Der Lernort Schule umfasst den theoretischen und praktischen Unterricht in der generalistischen Pflegeausbildung (Briese, 2018, S. 13; Saul & Jürgensen, 2021a, S. 16). Laut Gonon (2002, S. 22) ist der Lernort Schule durch die Verbreitung von Schriftlichkeit entstanden. Der Lernort Schule fokussierte sich auf das Lernen, bei dem man gezieltes Training vom Lehrenden benötigt (Gonon, 2002, S. 22). Der Lernort Schule ist also der Ort, an dem die Theorie gelernt wird. Somit wird er als erster Lernort bezeichnet (Fesl, 2018, S. 29).

Gonon (2002, S. 23) betonte auch, dass die Schule den Menschen im 19. Jahrhundert ihren Platz in der Wirtschaft und Gesellschaft zuwies und dieser nur durch den Schulerfolg abhängig war. Im Lernort Schule benötigt man viel Vorbereitung, sowie spezielle Materialien und ausgebildete Menschen, die den Lernenden das Wissen, die dazugehörigen Fähigkeiten wie auch Fertigkeiten vermitteln können, sodass fachlich-theoretisches Wissen durch Expert/innen gegeben werden. Der Lernort Schule besteht also daraus, dass das Lernen durch kognitive Informationsaufnahme gekennzeichnet ist und es um die Wissensdarbietung, sowie Wissensaufnahme geht (Landwehr, 2002, S. 38). Doch John Dewey war mit dieser Aussage nicht zufrieden und Gonon betonte erneut: „In dieser formalen Erziehung am Lernort Schule spiele die Instruktion die dominante Rolle. Ein solches Lernen zeichne sich dadurch aus, dass es vom Leben isoliert sei und nicht assimiliertes Wissen vermittle. Der Lernort Schule solle gemäss Dewey also nicht etwa Erfahrungen des Lebens ersetzen, sondern diese anreichern" (Gonon, 2002, S. 25). Dies zeigt, dass der Lernort Schule spezialisiert werden muss und dadurch entwickelte sich der Lernort Praxis, der zweite Lernort.

2.3.2 Zweiter Lernort

Der zweite Lernort ist der Lernort Praxis. Dieser ist „ein zentraler Bestandteil der gesetzlichen Verordnungen und curricularen Vorgaben" (Schindele et al., 2020, S. 546). Denn dort wird das Theoretische in das Praktische umgesetzt und „learning by doing" betrieben (Landwehr, 2002, S. 38). Auch Gonon (2002, S. 25–26) beschreibt, dass der erste Lernort sinnvoll ergänzt werden muss, um Kenntnisse zu erwerben, die in der Praxis angewandt werden können. In der Pflegeausbildung dient dieser Lernort dem Erlernen von praktischen Fähigkeiten, sowie Erfahrungen, um eine richtige und evidenzbasierte Pflege und Versorgung an den Patienten zu leisten (Schewior-Popp, 2014, S. 165). In der betrieblichen Ausbildung geht es neben dem „learning by doing" auch um das Lernen, welches durch Vormachen und Nachmachen, sowie durch Anleitung erlernt werden kann. Ohne eine betriebliche Ausbildung, also dem zweiten Lernort, kann der vorhandene Zeitdruck und das theoretisch gelernte Wissen nicht in die Praxis übertragen werden. Durch Handeln entsteht eine logische Struktur des Gelernten. Auch hier werden Expert/innen benötigt, wie zum Beispiel Praxisanleiter, die mit dem praktischen Wissen die Lerninhalte liefern können (Landwehr, 2002, S. 38).
  Landwehr (2002, S. 40–42) forderte einen dritten Lernort, um den Theorie-Praxis-Transfer zu verbessern, da die ersten Lernorte keine große Beziehung zueinander haben. Diese sollen jedoch miteinander in Kooperation treten und sich gegenseitig ergänzen. Es wird also darüber berichtet, dass zu wenig Praxis mit in die theoretische Lernvermittlung gebracht wird. „Der zweite Lernort […]

ist hinsichtlich der Bedeutung in der beruflichen Bildung weit gewichtiger als
der erste [...] Hierbei handelt es sich nämlich um einen Lernort, der eine viel
weniger starke Formalisierung als die Schule aufweist und gemäss Deweys Cha-
rakterisierung dem informellen Lernen, eingebettet in einer sozialen Umgebung,
eine wichtige Stellung einräumt" (Gonon, 2002, S. 28).

2.3.3 Theorie-Praxis-Transfer

Wie eingangs beschrieben, forderte Landwehr (2002, S. 40–42) einen dritten
Lernort, damit Theorie und Praxis besser verknüpft werden können. So kann im
Transfer ein Aufgabenergebnis auf eine praktische Situation und andere Zusammenhänge übertragen werden. Das bedeutet, dass im Transfer das Wissen (Erster
Lernort) und die Zielsetzung (Zweiter Lernort) eine Anwendung finden (Kaiser,
2005, S. 183). Die wichtigste Aufgabe beider Lernorte ist es, dass der/die Patient/
innen professionell versorgt werden und das die Handlungskompetenzen beider
Lernorte miteinander verbunden werden (Schewior-Popp, 2014, S. 166). Nur so
kann ein Theorie-Praxis-Transfer geleistet werden.

„Unter „Transfer" verstehen wir hier die Übertragung des Gelernten auf neue
Situationen [...] Die zu erbringende Transferleistung ist eine direkte Folge der
Diskrepanz zwischen der Lernsituation und der Anwendungssituation" (Landwehr, 2002, S. 46). Nur durch aktive Bemühungen kann ein Transfer von Theorie
und Praxis geleistet werden. Für diese Kooperation beider Lernorte gibt es nach
Landwehr (2002) vier verschiedene Möglichkeiten. Die erste Möglichkeit ist die
Koexistenz. Diese verdeutlicht, dass Schule, als in sich geschlossene Lernsys-
teme beschrieben werden und keinerlei Zusammenhänge bestehen (Landwehr,
2002, S. 39). Die zweite Variante ist die Koordination. Hier sind beide Inhalte
der Lernorte miteinander abgesprochen und auch aufeinander abgestimmt. An
diesem Punktwerden Inhalte, Probleme und Zusammenhänge miteinander ausgetauscht (Landwehr, 2002, S. 39). Die nächste Möglichkeit ist die Kooperation.
Hierbei gehen beide Lernorte aufeinander ein und treten miteinander in Beziehung. Es werden ständig Informationen und Inhalte miteinander ausgetauscht, um
ihre Pläne aneinander anzupassen (Landwehr, 2002, S. 40). Als letzte Möglichkeit
beschreibt Landwehr (2002, S. 40) die Integration. An dieser Stelle wirken beide
Lernorte zusammen, sodass Ziele und Inhalte völlig aufeinander abgestimmt sind.
Auch das Prüfung- und Evaluationskonzept ist einheitlich gestaltet und baut auf
das andere auf.

Transfer ist somit ein Lernerfolg, welcher im Berufsleben angewandt werden kann. Landwehr betont, dass beide Lernorte stets an einer Optimierung der

Konzepte arbeiten müssen, sodass ein Transfer ermöglicht werden kann. Der Lernort Schule muss also das Wissen vermitteln, das tatsächlich in der Realität von Bedeutung ist. Die Praxis hingegen muss sich der Handlungsfähigkeit der Lernenden im beruflichen Alltag widmen (Landwehr, 2002, S. 51).

Ein Lösungsansatz für eine Transfermöglichkeit ist der sogenannte Dritte Lernort. Jener bildet auch das Hauptthema dieser Arbeit und wird im Kapitel fünf beschrieben und erläutert.

2.4 Lerntypen und Sozialformen

Jedes einzelne Individuum besitzt einen eigenen Lerntyp beziehungsweise andersausgeprägte Wahrnehmungskanäle (Bazhin, 2017, S. 53). Es gibt nach Vester vier verschiedene Lerntypen, die in Abbildung 2.4 dargestellt werden.

Abbildung 2.4 Die vier Lerntypen nach Vester. (Quelle: Genau, 2021, o.S.; Looß, 2001, S. 187, Eigene Darstellung; Daumiller & Wisniewski, 2022, S. 2)

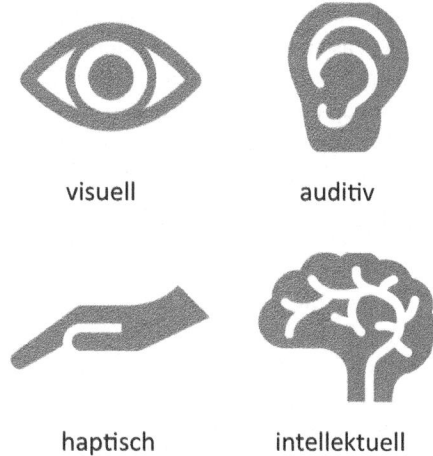

visuell   auditiv

haptisch   intellektuell

Der erste Lerntyp ist der visuelle Lerntyp. Dieser Typ lernt durch das Auge, also durch Beobachtungen und profitiert besonders durch Grafiken und Bildern (Looß, 2001, S. 187; Daumiller & Wisniewski, 2022, S. 2). Diesen Lerntyp kann man so testen, dass man verschiedene Objekte auf einen Tisch legt. Dies können zehn Objekte sein, die nacheinander vor die Testperson gelegt werden. Danach kann man der Person verschiedene Rechenaufgaben stellen, die ca. 60 Sekunden betragen sollen. Abschließend soll die Testperson die Objekte nennen, die vor dieser liegen (Bazhin, 2017, S. 53). Wenn Schüler/innen zur Vorbereitung auf

Klausuren verschiedene Abbildungen und Grafiken nutzen, um sich den Stoff besser einzuprägen, kann man sie dem visuellen Lerntyp zuordnen (Genau, 2021, o.S.).

Der zweite Typ ist der auditive Lerntyp. Dieser Lerntyp nimmt neue Informationen durch das Hören und Sprechen auf (Daumiller & Wiesniewski, 2022, S. 2). Diese Individuen sollten sich ihre Unterlagen laut vorlesen oder sich vorlesen lassen. Vor allem das eigene Zusammenfassen der Worte kann helfen (Genau, 2021, o.S.). Diesen kann man testen, indem dem Testpartner in Abständen von zwei bis drei Sekunden verschiedene Wörter vorgelesen werden. Auch nach diesen Nennungen werden der Testperson Rechenaufgaben gestellt, die einfach sein sollten, da man sie nur ablenken will und nicht ihre Mathematikfähigkeiten testen will. Auch hier werden die Testpersonen 60 Sekunden befragt. Daraufhin befragt man die Testperson zu den vorgelesenen Wörtern (Bazhin, 2017, S. 53).

Der haptische Lerntyp beschreibt das Lernen durch Anfassen und Fühlen (Looß, 2001, S. 187). Dieser „prägt sich den Stoff am besten durch Bewegungen und Aktivitäten ein" (Genau, 2021, o.S.). Diese Lerntypen gehen Räume oder Gegenstände ab oder berühren sie, während der Lernstoff studiert wird. In der Klausur oder der Prüfung können die Lernenden diese Stationen durchgehen und verknüpfen die Erinnerungen mit den Informationen (Genau, 2021, o.S.). Auch bei der Überprüfung des haptischen Kanals können Tests durchgeführt werden, um diesen Lerntyp zu bestimmen. Hierzu werden wieder ca. zehn Gegenstände und der Testperson werden die Augen verbunden. Diese Person tastet die Gegenstände ab und wechselt diese immer nach ca. zwei bis drei Sekunden. Es folgen wieder Rechenaufgaben für 60 Sekunden, nachdem alle Objekte abgetastet wurden. Letztlich soll sich die Testperson nach diesen Aufgaben wieder an die gefühlten Objekte erinnern.

Der letzte Lerntyp ist der intellektuelle Typ. Hier setzten sich die Lernenden kritisch mit den Lerninhalten auseinander, um sie einprägen zu können. Dies kann in Kleingruppen erfolgen, sodass einander Fragen gestellt werden oder Gedanken geteilt und diskutiert werden (Genau, 2021, o.S.)

Schüler/innen haben entweder einen dieser Lerntypen oder Mischtypen. In einem Skills-Lab werden aus Sicht der Autorin alle Lerntypen durch die Kommunikation, die Geräusche der Monitore, die Bilder der Patient/innen und des Krankheitsbildes, sowie das Berühren und Anfassen der verschiedenen Gegenstände angesprochen. Somit werden keine Lerntypen außen vorgelassen und alle Schüler/innen werden gleich beansprucht. Bei der theoretischen Wissensvermittlung wird oft der intellektuelle und der haptische Lerntyp außen vorgelassen.

Auch wenn im praktischen Lernort wieder vermehrt alle Lerntypen angesprochen werden, wird hier die Patientensicherheit geschützt und auch die Angst der Lernenden vor dem Handeln minimiert. Ebenso werden Sozialformen im Skills-Lab angesprochen. Es gibt sowohl die Einzelarbeit als auch die Gruppenarbeit. Diese werden nun im Folgenden näher erläutert.

Sozialformen werden von Oelke und Meyer (2013, S. 169) in drei Begriffen beschrieben: Frontalunterricht, Gruppen- bzw. Partnerarbeit und Einzelarbeit. „Sozialformen regeln die Beziehungsstruktur des Unterrichts" (Meyer, 2009, S. 136). Es werden für den Unterricht angebrachte Sozialformen für das jeweilige Thema gewählt. Wichtig ist, dass die Lernenden und Lehrenden miteinander kooperieren, um Vorteile aus der jeweiligen Sozialform ziehen zu können. Aus diesem Grund ist die richtige Auswahl entscheidend. Entweder wird allein, in einer Gruppe oder durch einen Lehrervortrag gelernt. Mit den Sozialformen der Gruppen- und Einzelarbeit können die Lernenden selbstbestimmt und eigenverantwortlich lernen (Mattes, 2002, S. 38–39). Es gibt verschiedene Vor- und Nachteile dieser Sozialformen, die im Weiteren aufgelistet werden. In Vorlesungen wird überwiegend der Frontalunterricht genutzt. In Seminaren wird dann die Interaktion durch andere Sozialformen wie Gruppen- oder Einzelarbeit gefördert. Wie und wann diese Sozialform genutzt wird, hängt von den Inhalten und Zielen der Veranstaltung ab. Alle, die am Unterricht teilnehmen, müssen wissen, in welcher Rolle sie sich befinden. Der Lehrende sollte als Moderator fungieren, der Inhalte referiert, moderiert oder Aktionsformen einführt. Für die Lernenden können verschiedene Rollen in Frage kommen. Sie können ein stiller Zuhörer, ein Gesprächspartner, ein Diskussionspartner oder auch ein Mitspieler sein (Siemer, 2007, S. 14). In der Gestaltung der Unterrichtsstunde haben sich die Verfasser Gedanken zum Thema Sozialformen und deren Nutzen im Hinblick auf den Unterricht gemacht. Die genutzten Sozialformen werden im Weiteren beschrieben und ihre Auswahl begründet.

Als erstes wird die *Einzelarbeit* beschrieben. In der Einzelarbeit geht es darum, dass die Schüler allein für sich an einer Aufgabenstellung arbeiten. Diese Aufgaben werden ohne einen Partner gelöst und die Lernenden sind auf sich allein gestellt (Achtergarde, 2007, S. 43–45.). Die Schüler sitzen entweder zum Beispiel wie im Plenumsunterricht in einer U-Form oder auch allein an einem Tisch. Es wird beschrieben, dass die Einzelarbeit die zweithäufigste Unterrichtsmethode ist (Oelke & Meyer, 2013, S. 169–170). Einzelarbeit dient der Sorgfalt, der Konzentration und dem eigenverantwortlichen Arbeiten. Während die Lerngruppe arbeitet, steht der Lehrende als Ansprechpartner zur Verfügung. Jedoch sollen die Lernenden erst selbstständig nachdenken, bevor ihnen bei Problemen geholfen wird, damit die Selbsttätigkeit gefördert wird. Der Lehrende kann den Lernenden danach eine Folie auflegen, um die Ergebnisse still zu verglichen. Dieser kann die Ergebnisse einsammeln und selbst überprüfen. Ferner kann diese Unterrichtsform in die Gruppen- bzw. Partnerarbeit oder auch im Plenum umgewandelt werden, sodass gemeinsam die Ergebnisse gesichert und miteinander verglichen wie auch besprochen werden (Siemer, 2007, S. 21–24). Lernende können sich dadurch konzentrieren und fühlen sich hierbei nicht von Leistungsstarken unter Druck gesetzt. Für diese Unterrichtseinheit haben sich die Lehrenden entschieden, diese Sozialform nicht zu nutzen, da es ein sehr „trockenes" Thema ist und dies zu großer Langeweile führen kann.

Die nächste Sozialform ist die *Gruppenarbeit bzw. Partnerarbeit*. Diese ist wohl die anspruchsvollste Unterrichtsform. Oft ist die Gruppenarbeit ein Hindernis für Lehrende, da sie den Schülern viel Freiraum geben müssen und die Kontrolle über das zu Lernende verlieren. Doch die Lerngruppe lernt hier konstruktivistisch und kann ihr Wissen selbst strukturieren und sich selbst steuern. Sie fördern ihren Lernprozess, wodurch sich die Lernerfolge verbessern (Oelke & Meyer, 2013, S. 207). Die Lernende nehmen aktiv am Lernprozess teil und entwickeln ein Zugehörigkeitsgefühl. Diese können die Arbeitsaufträge selbstständig bearbeiten, wodurch die Kreativität gefördert wird. Während der Partnerarbeit widmen sich immer zwei Schüler/innen einer Aufgabe (Drumm, 2007, S. 9). Sie tauschen sich untereinander aus, wobei die Kompetenzen beider miteinander verbunden werden. Denkfehler und Wissenslücken können aufgedeckt und besprochen werden. In Partnerarbeiten können die Lernenden sich gegenseitig unterstützen, falls etwas nicht verstanden oder der rote Faden in den Einheiten verloren wurde. Dazu dienen kleinere Methoden, wie zum Beispiel die Murmelgruppe. Zudem dient die Partnerarbeit wieder als eigenverantwortliches Arbeiten und der Arbeitsteilung. Vorteilhaft ist die Förderung der Kommunikation und der Selbsttätigkeit. Negativ bewertet wird oft die Strukturierung, da die Gruppe sehr laut ist und keinen roten Faden bietet. Durch ungleiche Kompetenzen ist das Konfliktpotenzial sehr hoch. Für diese Unterrichtseinheit wurde die Gruppenarbeit während der gesamten Erarbeitungsphase gewählt, da die Lernenden angeben, dass die Gruppenarbeit für sie die interessanteste Sozialform sei. Dadurch, dass sie Lernenden einander kennen und gut einschätzen können und dem theoretischen Thema der Delegation mehr Anspruch verliehen werden sollte, wurde die Gruppenarbeit als Hauptsozialform zur Erarbeitung genutzt.

Die letzte Sozialform ist der Frontalunterricht, wo der Lehrende das Thema als Lehrvortrag referiert. Dies ist die häufigste Unterrichtsform (Oelke & Meyer, 2013, S. 181). Eine direkte Zusammenarbeit erfolgt zwischen dem Lehrenden und den Lernenden nicht. Die Schüler hören aktiv dem Lehrervortrag zu. Der Lehrende vermittelt meistens das Wissen kognitiv ohne ein aktives und handlungsorientiertes Lernen. Das Wissen wird durch Wiederholungen und Übungsaufgaben gesichert, jedoch meist ohne Feedback. Durch Frontalunterricht kommt es oft zu Nebentätigkeiten der Lernenden. Sie beschäftigen sich mit anderen Dingen, nicht nur materiell, sondern auch in ihren Gedanken. Dies kann der Lehrende schwer kontrollieren (Oelke & Meyer, 2013, S. 182). Diese Sozialform wurde für einen Informationsinput am Anfang der Unterrichtseinheit genutzt, um den Lernenden klarzumachen, welches Thema und welche Aufgaben in dieser Unterrichtseinheit behandelt werden und somit ein Einstieg in das Thema erleichtert wird.

Der Frontalunterricht wird im Skills-Lab kaum genutzt. Aus Sicht der Autorin ist dies nur notwendig, wenn das Vorwissen aktiviert werden muss. So wird diese Sozialform nur selten genutzt. Die Gruppenarbeit hingegen wird immer genutzt, da sich die Teilnehmer/innen in Gruppen zusammenfinden und so verschiedene Szenarien durchspielen sollen. Kommunikation und miteinander selbstgesteuert arbeiten ist der wichtigste Aspekt im Skills-Lab. Auch eine Art der Einzelarbeit wird benötigt. Den Lernenden werden verschiedene Beobachtungsaspekte zugeteilt, sodass sie allein denken, und Kritik und Lob darstellen müssen. Es werden im Skills-Lab alle Sozialformen regelmäßig wiederholt. Jedes Individuum hat eine Sozialform, die ihnen am besten liegt. Auch hier wird keine Person benachteiligt.

Kompetenzen in der generalistischen Pflegeausbildung

3

Im folgenden Kapitel wird der Begriff „Kompetenz" definiert und auch die notwendigen Kompetenzen in der generalistischen Pflegeausbildung beschrieben. Diese Kompetenzen werden im Nachhinein auf das Skills-Lab bezogen.

Der Begriff Kompetenz ist in der Wissenschaft weit verbreitet, sodass keine einheitliche Definition vorhanden ist. Kompetenz kommt aus dem lateinischen und bedeutet „Befähigung". Nach Linten und Prüstel (2015, S. 2) gilt folgende Definition: „Der Begriff Kompetenz mit seinen diversen Wortschöpfungen erfreut sich seit einigen Jahren zunehmender Beliebtheit. Kompetenz wird erworben, entwickelt, gemessen, bewertet, beschrieben, erhoben, standardisiert, bilanziert, diagnostiziert und natürlich gemanagt"

Auch im PflBG wird unter §5 Bezug zu den allgemeinen Kompetenzen der generalistischen Ausbildung genommen. Hier wird angegeben, dass die Ausbildung die erforderlichen Kompetenzen für ein selbständiges, prozessorientierte und umfassende Pflege von Menschen aller Altersstufen vermittelt. Laut Dehnbostel (2007, S. 32) geht es zudem bei dem Handlungskompetenzen nicht nur darum, dass „die Fähigkeit beruflichen Situationen zu handeln" sondern auch „die eigene Handlungsfähigkeit in beruflicher gesellschaftlicher Verantwortung weiterzuentwickeln".

Auch die Kultusministerkonferenz definiert Kompetenz wie folgt: „Zentrales Ziel von Berufsschule ist es, die Entwicklung umfassender Handlungskompetenz zu fördern. Handlungskompetenz wird verstanden als die Bereitschaft und Befähigung des Einzelnen, sich in beruflichen, gesellschaftlichen und privaten Situationen sachgerecht durchdacht sowie individuell und sozial verantwortlich zu verhalten" (Kultusministerkonferenz, 2021, S. 15).

Nach der KMK ist die Handlungskompetenz (Abbildung 3.1) die Basis für erfolgreiches Handeln im Beruf. Die Handlungskompetenz besteht aus drei

N. Dumstorff, *Skills-Lab als dritter Lernort*, Forschungsreihe der FH Münster, https://doi.org/10.1007/978-3-658-46160-7_3

Dimensionen: Fachkompetenz, Selbstkompetenz und Sozialkompetenz. „Methodenkompetenz, kommunikative Kompetenz und Lernkompetenz sind immanenter Bestandteil von Fachkompetenz, Selbstkompetenz und Sozialkompetenz" (Kultusministerkonferenz, 2021, S. 16).

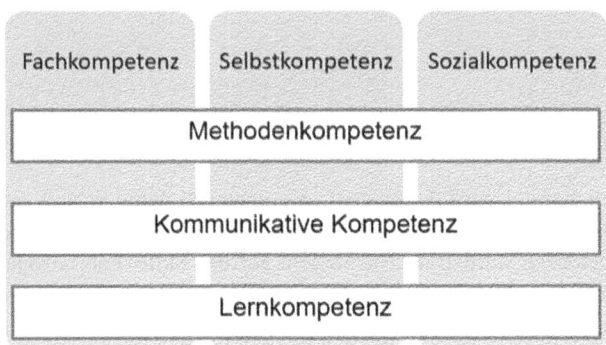

Abbildung 3.1 Kompetenzen in der generalistischen Pflegeausbildung. (Quelle: Kultusministerkonferenz, 2021, S. 15–16, Eigene Darstellung)

Unter Fachkompetenz versteht man die „Bereitschaft und Fähigkeit, auf der Grundlage fachlichen Wissens und Könnens Aufgaben und Probleme zielorientiert, sachgerecht, methodengeleitet und selbstständig zu lösen und das Ergebnis zu beurteilen" (Kultusministerkonferenz, 2021, S. 15). Somit ist eine fachkompetente Person in der Lage den Pflegeplan an den Klient/in anzupassen und auch flexibel zu verändern.

Die Selbstkompetenz, die anfangs als Humankompetenz betitelt wurde, steht für die Bereitschaft und Fähigkeit Anforderungen und Einschränkungen innerhalb der Familie und des Lebens zu klären und zu beurteilen. Ferner umfasst diese Kompetenz Eigenschaften wie „Selbstständigkeit, Kritikfähigkeit, Selbstvertrauen, Zuverlässigkeit, Verantwortungs- und Pflichtbewusstsein" (Kultusministerkonferenz, 2021, S. 15).

Die letzte Handlungskompetenz ist die Sozialkompetenz. Sie gehört zu einer der wichtigsten Kompetenzen im Pflegeberuf. Die KMK definiert die Sozialkompetenz als „Bereitschaft und Fähigkeit, soziale Beziehungen zu leben und zu gestalten, Zuwendungen und Spannungen zu erfassen und zu verstehen sowie sich mit anderen rational und verantwortungsbewusst auseinanderzusetzen und zu verständigen. Hierzu gehört insbesondere auch die Entwicklung sozialer Verantwortung und Solidarität" (Kultusministerkonferenz, 2021, S. 15).

Nachfolgend werden die immanenten Bestandteile der Fach-, Selbst-, und Sozialkompetenz nach der KMK (2021, S. 16) beschrieben:

- **Methodenkompetenz:** Bereitschaft und Fähigkeit zu zielgerichtetem, planmäßigem Vorgehen bei der Bearbeitung von Aufgaben und Problemen
- **Kommunikative Kompetenz:** Bereitschaft und Fähigkeit, kommunikative Situationen zu verstehen und zu gestalten. Hierzu gehört es, eigene Absichten und Bedürfnisse sowie die der Partner wahrzunehmen, zu verstehen und darzustellen.
- **Lernkompetenz:** Bereitschaft und Fähigkeit, Informationen über Sachverhalte und Zusammenhänge selbstständig und gemeinsam mit anderen zu verstehen, auszuwerten und in gedankliche Strukturen einzuordnen. Zur Lernkompetenz gehört insbesondere auch die Fähigkeit und Bereitschaft, im Beruf und über den Berufsbereich hinaus Lerntechniken und Lernstrategien zu entwickeln und diese für lebenslanges Lernen zu nutzen

Durch neue Lernorte wie das Skills-Lab können die Kompetenzen gefördert werden. Positive Fehlerkulturen, sowie eine höhere Lernmotivation und Stärkung des Selbstvertrauens können durch gezielte Skills-Trainings verbessert und erreicht werden (Drossel et al., 2022, S. 51–52). So wird laut Drossel et al. (2022) neben der Fachkompetenz auch die Selbst- und Sozialkompetenz im Skills-Lab gefördert.

Aus Sicht der Autorin wird in einem Skills-Lab vor allem die kommunikative Kompetenz gefördert, da die Teilnehmer/innen miteinander in Beziehung treten müssen, um die Problemsituation zu erkennen und lösen zu können. Die Lernenden planen ihr Vorgehen bei der Bearbeitung von Aufgaben und Problemen, sodass auch die Methodenkompetenz gefördert wird. Schließlich lernen die Schüler/innen neue Lerntechniken, um gedankliche Strukturen neu zu sortieren. Folglich lässt sich sagen, dass alle Kompetenzbereiche im Skills-Lab integriert werden. Lernziele werden geschaffen und Kompetenzen hierdurch gefördert und verbessert.

Der dritte Lernort und die Bereiche 4

Landwehr (2002, S. 64) definiert den dritten Lernort als „ein institutionell klar definierter, relativ eigenständiger und von den beiden anderen Lernorten «Schule» und «Betrieb» klar abgegrenzter Teil der beruflichen Ausbildung mit einem Theorie-Praxis und Praxis-Theorie-verbindenden Ausbildungsauftrag". Dieser Lernort ist zwischen dem Lernort Schule und dem Lernort Praxis angesiedelt und steht in enger Kooperation mit diesen. Er dient somit als Verbindung beider Lernorte (Landwehr, 2002, S. 44). Darüber hinaus können beide Lernorte zusammengefügt werden, sodass heterogene Lernprozesse erschaffen werden und sich wechselseitig beeinflussen als auch ergänzen (Auböck, 2020, S. 22). Es besteht zwar eine Abgrenzung zur Schule und Praxis auf institutioneller Ebene, jedoch weniger auf räumlicher Ebene. Es entsteht so ein selbstständiger Bereich innerhalb der Ausbildung, der räumlich und strukturell an der Schule oder in der Praxis angesiedelt werden kann (Landwehr, 2002, S. 43). Dieser dritte Lernort, das sogenannte Skills-Lab oder das simulationsbasierte Lernen soll die Theorie und die Praxis miteinander vereinen (Landwehr, 2003, S. 265).

N. Dumstorff, *Skills-Lab als dritter Lernort*, Forschungsreihe der FH Münster, https://doi.org/10.1007/978-3-658-46160-7_4

Auch Stieger (2018) stellt den dritten Lernort als eine wichtige Verbindung zwischen den beiden Lernorten Theorie und Praxis dar. Hierbei können die Lernenden an die Praxis herangeführt werden und ihre beruflichen Handlungskompetenzen fördern. Die Lernenden werden nach verschiedenen Vorkenntnissen innerhalb von Gruppen gefördert. Durch diese Interaktionen kann das Wissen zwischen Theorie und Praxis verknüpft und gefestigt werden. Ziel ist es hier, dass die Lernenden die Theorie in die Praxis transferieren können. Außerdem hat der dritte Lernort die Aufgabe, im theoriegeleiteten Handeln und beim Transfer, sowie auch in der Reflexion des eigenen Handelns zu unterstützen (Stieger, 2018, S. 92).

Der dritte Lernort kann in verschiedene Bereiche, wie CAS, PBL und Skills-Lab unterteilt werden. Diese werden in Kapitel sechs und sieben weiter beschrieben. Der größte in dieser Arbeit, basiert auf dem Skills-Lab.

Didaktische Hintergründe 5

Im folgenden Kapitel werden über die didaktischen Hintergründe des dritten Lernorts – des Skills-Labs – informiert. Als erstes wird auf den Konstruktivismus eingegangen, der die Grundlage des dritten Lernorts bildet. Danach wird kurz der Handlungsorientierte Unterricht erklärt, der als Theorie und Methode von großer Bedeutung ist. Anschließend wird auf das Cognitive Apprenticeship und das Constructive Alignment eingegangen, da diese auf den Konstruktivismus aufbauen. Letztlich erfolgt die Darstellung des Modells „Problem-based-Learning", welches als eines der wichtigsten Modelle bezeichnet werden kann, wenn es um die Anwendung des dritten Lernorts geht.

N. Dumstorff, *Skills-Lab als dritter Lernort*, Forschungsreihe der FH Münster, https://doi.org/10.1007/978-3-658-46160-7_5

5.1   Konstruktivismus als Theorie

„Der Begriff ‚Konstruktivismus' steht [...] für zahlreiche Theorien und Konzepte aus unterschiedlichen Kontexten, denen allen die Vorstellung gemeinsam ist, dass der Mensch keinen unmittelbaren erkenntnismäßigen Zugang zur Wirklichkeit hat, sondern lediglich das zu erkennen – auf sich ‚wirken' zu lassen – vermag, was er mit seinen Sinnen realisieren und mit seinen kognitiven und emotionalen Ressourcen verarbeiten kann" (Arnold 2003, S. 51). Die wichtigsten Vertreter des heutigen konstruktivistischen Ansatzes sind Kersten Reich und Horst Siebert.

Der Wegbegleiter John Dewey erarbeitete einen pragmatischen Ansatz. Erfahrungen beruhen somit auf die Handlungen, die durchgeführt werden. Denn im Handeln wird Wissen erzeugt und durch forschendes Verhalten verarbeitet, erschaffen und konstruiert. Lernen ist also eine nicht sichtbare Wirklichkeit, sondern ist ein aktiver Prozess, der in der Handlung selbst erschaffen wird. „experience" sind also die Situationen und Erfahrungen, die während der Handlung entstehen und „habits" sind die Verhaltensweisen, die aufgrund der Interaktionen und Auseinandersetzung mit der Umwelt entstehen. Diese sind die wichtigsten Punkte für einen erfolgreichen Lernprozess (Reich, 2008, S. 72).

Auch Jean Piaget erklärte seinen konstruktivistischen Ansatz. Lernende Menschen entwickeln ihre konstruktiven Fähigkeiten durch ein Entwicklungsschema, welches durchlaufen wird und somit die Auseinandersetzung mit der Umwelt optimiert wird. Dabei entstehen Handlungsabläufe, die in Situationen, wie dem simulationsbasierten Lernen im Skills-Lab abrufbar sind, um in Situationen angemessen reagieren zu können (Reich, 2008, S. 72). Die Prozesse der Akkommodation und Assimilation werden im Kapitel der Handlungsorientierung beschrieben und somit hier nicht näher behandelt.

Konstruktivistische Lerntheorien lassen sich auf simulationsbasiertes Lernen übertragen. Hier steht insbesondere im Vordergrund, dass im Rahmen einer Simulation gelernt wird. Dem Konstruktivismus liegt unter anderem die Annahme zu Grunde, dass „Wissen nur in konkreten Situationen aus der eigenen Erfahrung heraus aufzubauen (zu konstruieren) ist [...]" (Arnold & Siebert, 2006, S. 148). Betrachtet man, wie konstruktivistischer Unterricht gestaltet sein soll, erkennt man einige Zusammenhänge. So soll sich konstruktivistischer Unterricht an „komplexen, lebens- und berufsnahen ganzheitlich zu betrachtenden Problembereichen orientieren" (Dubs, 1995, S. 890). Lernen wird als aktiver Prozess verstanden. Lernen ist dadurch gekennzeichnet, dass das bereits vorhandene Wissen des Einzelnen durch neue Erfahrungen verändert wird (Dubs, 1995, S. 890). Auch das Verständnis von Fehlern in der konstruktivistischen Pädagogik lässt

sich auf Simulationen übertragen: Fehler werden als Gewinn gesehen, durch dessen Reflexion das Verständnis des vorhandenen Wissens gefördert werden kann
(Dubs, 1995, S. 891). Perkins bezieht in seinem Artikel die grundlegenden Aus-
sagen zum Konstruktivismus konkreter auf Simulation. Er arbeitet dabei heraus,
dass Teilnehmer/innen von Simulationen ihre Erlebnisse mit bereits vorhandenen Erfahrungen abgleichen. Diese Erlebnisse können sich mit den Erfahrungen
entweder decken oder mit ihnen kollidieren (Perkins, 2007, S. 204). Wenn die
Erlebnisse mit den bestehenden Erfahrungen deckungsgleich sind, kommt es
häufig zu einer Vertiefung des Wissens und einem ausgedehnteren Verständnis der dahinterliegenden Konzepte. Kollidieren die neuen Erlebnisse jedoch
mit Erfahrungen können die Lernenden entweder ihre Konzepte verändern, was
den gewünschten Lernerfolg darstellt oder sie lehnen die neuen Erlebnisse ab
(Perkins, 2007, S. 204).

Zusammenfassend lässt sich sagen, dass der Konstruktivismus nach Wissen strebt und keine eigenständige Theorie darstellt. Ein wesentlicher Aspekt
des Konstruktivismus ist die Lernmotivation und das eigenständige Durchlaufen
von Lernsituationen. Diese können von außen, also beispielsweise vom Facilitator, angeregt werden, aber diese werden nicht von dem Instruktor übernommen
(Riegger, 2001, S. 435). Der Lernende ist kein passiver Empfänger von Wissen, sondern eine aktive Person, die ihr Wissen selbst und auch den eigenen
Lernprozess steuert. Der Facilitator dient hier als Lerngebleiter (Gudjons, 2003,
S. 255).

5.2 Handlungsorientierter Unterricht

Handlungsorientierter Unterricht oder Handlungsorientiertes Lernen spielt im
Thema des simulationsbasierten Lernens und dem Skills-Lab eine große Rolle.
In der Handlungsorientierung geht es nicht nur um den reinen Wissenserwerb,
sondern auch um das praktische Lernen, welches in die Lehre implementiert
wird (Radl et al., 2022, S. 48). Die Handlungsorientierung ist eine gute Ergän-
zung zu der konstruktivistischen Theorie und weist einen kompetenzorientierten
Unterricht aus (Loewenhardt & Herzig, 2021, S. 8) ist jedoch kein eigenständiges Allgemeindidaktisches Modell (Meyer, 2007, S. 108). Jank und Meyer (1994)
definieren die Handlungsorientierung so: „Handlungsorientierter Unterricht ist ein

ganzheitlicher und schüleraktiver Unterricht, in dem die zwischen dem Lehrer und den Schülern vereinbarten Handlungsprodukte die Organisation des Unterrichts- prozesses leiten, so dass Kopf- und Handarbeit der Schüler in ein ausgewogenes Verhältnis gebracht werden" (Jank & Meyer, 1994, S. 354). Neben fachbezogenen Qualifikationen soll der Lernende auch übergreifende Qualifikationen erwerben und das Tun gemeinschaftsorientiert und eigenverantwortlich durchführen. So ist das handlungsorientierte Lernen oder auch der handlungsorientierte Unter- richt immer mehr ein Bestandteil des Unterrichts als Pflege- oder Berufsschulen (Riedl & Schelten, 2006, S. 9).

Handlungsorientierter Unterricht ist deshalb wichtig, um handelnd Denkstruk- turen aufzubauen und über sinnliche Erfahrungen eine Denkstruktur zu erschaffen (Gudjons, 2014, S. 39). So können Handlungskompetenzen gefördert werden. Durch diese Art des Unterrichts wird ganzheitlich, schüleraktiv und schülerorien- tiert gearbeitet. Schüleraktiv bedeutet, dass die Lernenden selbst erkunden, planen und prüfen. Es wird in diesem Unterrichtskonzept versucht, die subjektiven Schü- lerinteressen zum Mittelpunkt und Ausgangspunkt des Unterrichts zu machen. Aus diesem Grund lernen die Auszubildenden durch einen handelnden Umgang im Unterricht mit neuen Themen, sowie Problemen umzugehen und die eigenen Interessen zu reflektieren und weiterzuentwickeln (Meyer, 2007, S. 109). Arnold und Gonon (2006) zeigen außerdem Prinzipien auf, die für das handlungsorien- tierte Lernen maßgeblich sind, die in der folgenden Abbildung 5.1 dargestellt werden.

Aus Sicht der Autorin hat der Handlungsorientierte Unterricht sich bewährt, da vor allem im Skills-Lab dieser genutzt wird, da dort Teilnehmerzentriert gearbei- tet wird, sodass die Probleme auch von den Auszubildenden oder Teilnehmer/ innen erarbeitet und reflektiert werden. Jedoch stellt der handlungsorientierte Unterricht auch Probleme dar, indem dieser sehr aufwändig ist und oft auch schwächere Schüler benachteiligt werden können, wenn es um theoretischen Unterricht geht. Im praktischen Unterricht ist dieses Problem nicht so zentral, da die Lernenden miteinander in die Realität von Fallkonstruktionen eintauchen.

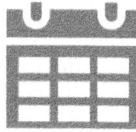

Lernen durch planungsvolles
Handeln

selbstorganisiertes Lernen

erfahrungsorientiertes Lernen

ein Lernen in Lernschleifen

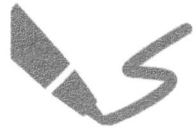

exemplarisches Lernen

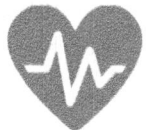

lebendiges Lernen

persönlichkeitsentwickelndes
Lernen

Abbildung 5.1 Prinzipien des handlungsorientierten Lernens. (Quelle: Arnold & Gonon, 2006, S. 211–223, eigene Darstellung)

5.3 CAS als Methode

Das Cognitive Apprenticeship ist ein didaktisches Konzept, dass das Umsetzen von Übungen und Simulationen ermöglicht, sodass die Auszubildenden eigenständig Probleme und Lösungswege erarbeiten und auswerten (Anger-Schmidt & Fesl, 2018, S. 59). „Fähigkeiten und Fertigkeiten werden durch

Imitation und Simulation der Arbeitswirklichkeit trainiert" (Anger-Schmidt & Fesl, 2018, S. 59). Das CAS ist eine interaktive Lernmethode zwischen den Lehrenden und Lernenden. Es unterstützt die Entwicklung und Festigung beruflicher Handlungskompetenzen und es können Handlungstransfermöglichkeiten auf andere Situationen übertragen werden. In der folgenden Tabelle 5.1 wird das CAS-Modell dargestellt und in 7 Phasen unterteilt.

Tabelle 5.1 Das CAS-Modell (Quelle: Anger-Schmidt & Fesl, 2018, S. 59; Schröder, 2011, S. 56–58, eigene Darstellung)

Modeling	In diesem Schritt wird exemplarisch die Durchführung und Lösung einer Aufgabe von einer Lehrperson aufgezeigt. Diese zeigt unter anderem auch die Überlegungen an und begründet ihr Handeln.
Coaching	Das Coaching ist das erste Üben der Lernenden. Hier beobachtet die Lehrperson und zeigt Verbesserungen auf. Ferner gibt sie Vorschläge und ein Feedback zur Situation.
Scaffolding	Der Lehrende gibt die Struktur und Anleitung vor und hilft beim Erreichen von vorgegeben Lernzielen. Dieser übernimmt nur noch Teilaufgaben, damit die Lernenden selbstständig arbeiten.
Fading	Während des Fadings wird die Hilfe langsam und immer weiter reduziert und die Lehrperson rückt immer weiter in den Hintergrund.
Articulation	In dieser Phase fasst die Lehrperson oder die Lernenden die Denkprozesse in Worte zusammen. Auch Problemlöseprozesse werden dargestellt. Diese Phase kann in allen Schritten erfolgen.
Reflection	Hier sollen die Lernenden ihr Handeln und die Problemlösung überdenken und die unterschiedlichen Vorgehensweisen vergleichen.
Exploration	In der letzten Phase werden die Teilnehmer/innen an die Problemlösestrategien herangeführt. Dieser Schritt erfordert Transferleistungen und soll zur Weiterentwicklung anregen. Es fördert die Selbstständigkeit.

Durch dieses Modell sind die Lernenden in der Lage verschiedene Rollen einzunehmen. Als Folge sind die Lernenden in der Lage ihr Handeln zu reflektieren, zu verbessern und durch konstruktive Kritik auch ihre kommunikative Kompetenz zu fördern.

Das CAS-Modell wurde in der Schweiz mir der Skills-Lab-Methode zusammengeführt, um Handlungsabläufe zu erlernen. Die Skills-Lab-Methode wird im Kapitel 6 näher beschrieben. Abbildung 5.2 zeigt eine Darstellung, die verdeutlich, wie die Lernstrategien zueinander passen und miteinander interagieren.

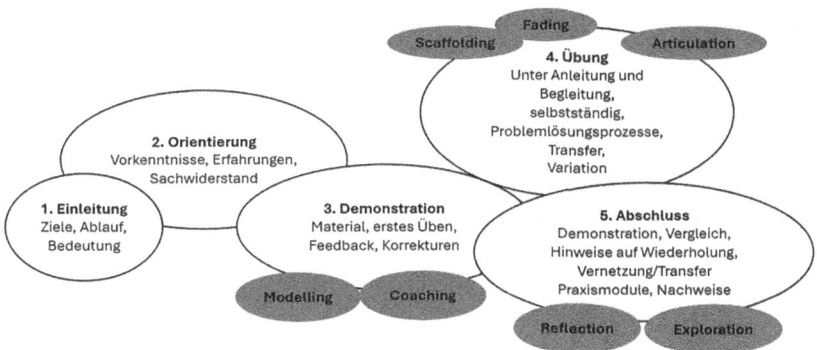

Abbildung 5.2   Skills-Lab und CAS (Quelle: in Anlehnung an Jenni-Zullinger & Schlegel, 2012, S. 138)

5.4   Constructive Alignment als Methode

Auch das Constructive Alignment kann als Methode zur Lernzielorientierung dienen. Dieses Konzept wird häufig im Hochschulsektor verwendet. „Dies hat zum
Ziel, die Planung, Umsetzung und Überprüfung der Inhalte durch aktive Strategien zur Erreichung der Lernergebnisse zu fokussieren" (Radl et al., 2022, S. 49).
Der Begriff „constructive" kommt aus dem konstruktivistischen Ansatz. Dort
sollen die Lernenden in Eigenarbeit neue Inhalte verarbeiten und sich im selbstgesteuerten Lernen mit dem Lernstoff auseinandersetzen. Der Begriff „alignment"
bedeutet die Übereinstimmung der Lehre und der Prüfung mit den geplanten Lernergebnissen. Der Lehrende soll hier eine gute Lernumgebung schaffen,
sodass die gewünschten Lernergebnisse stattfinden können (Radl et al., 2022,
S. 49; Waldherr & Walter, 2014, S. 92). Grundlage sind Formulierungen von
Lernzielen, mit denen sich die Lernenden auseinandersetzen sollen (Waldherr &
Walter, 2014, S. 93). Es dürfen nur die Themen in der Prüfung berücksich-
tig werden, die inhaltlich in den Veranstaltungen gelehrt wurden (Radl et al.,
2022, S. 49). Folgende Voraussetzungen müssen für das Constructive Alignment
geschaffen werden:

- Anpassung der Lehrplanung an die Aktivitäten der Student/innen
- Schaffung einer aktivierenden und motivierenden Lernumgebung
- Beschreibung der Lernergebnisse angepasst an das Niveau der Studierenden
  (Biggs & Tang, 2011; Wildt & Wildt, 2012, zit. nach Radl et al., 2022, S. 50).

Im Zusammenhang mit Simulationen im Skills-Lab müssen vorab detaillierte
Lernergebnisse auf Basis von Kompetenzen formuliert werden. Es sollten nur
drei bis fünf Ziele formuliert werden, um keine Überforderungen zu schaffen
(Radl et al., 2022, S. 51; Waldherr & Walter, 2014, S. 93). Folglich können die
Lehrenden die Student/innen durch die Simulation leiten und diese gezielt lenken.

5.5   PBL als Methode

Problem-based-learning (PBL) ist seit dem Beginn der Menschheit ein Teil des
Lernens. In den 1960er Jahren ist es in den Bildungsbereich eingezogen, sodass
es erstmal im Medizinstudium in Kanada an Bedeutung gewonnen hat. Es wurde
an der McMaster University umgesetzt (Feilhuber & Süßmann, 2022, S. 85; Price,
2005, S. 29) und mittlerweile auf der ganzen Welt vertreten. Der Nutzen verteilt
sich in verschiedenen Fachbereichen und findet vor allem auch in der Pflege und
Medizin Anwendung (Turek, 2012, S. 75–76). „Praktische Überlegungen stan-
den dabei im Vordergrund, da es sich herausstellte, dass die MedizinstudentInnen
durch das Lösen von Problemen effektiver lernten als durch traditionelle Lehrme-
thoden, die nur auf das passive Zuhören basierten" (Turek, 2012, S. 75). Durch
diesen Prozess brachten die Studierenden höhere Motivation auf. Dies zeigte sich
dadurch, dass Medizinstudent/innen sehr viel theoretisches Wissen aufnahmen
und dies erst in der Praxis umsetzen konnte. Dies waren oft abstrakte Konzepte,
die nur im Hörsaal, ohne fachpraktischen Bezug vermittelt wurden (Price, 2005,
S. 29). Die Student/innen mussten den für sie wichtigsten Inhalt herausfiltern
und eine Verbindung zur Praxis herstellen. So konnte keine Gewährleistung zur
richtigen Anwendung gegeben werden.
     PBL ist ein didaktisches Konzept, um einen Theorie-Praxis-Transfer in einer
problemorientierten Umgebung zu erstellen. Es dient in Kooperation mit dem
Skills-Lab zur Ausbildung in medizinischen Ausbildungen (Landwehr, 2002,
S. 67). „Problem -based-learning is the process whereby a student learns by using
a problem as a stimulus to discover what information is needed to understand
and facilitate the resolution of a problem. The problem is encountered right at
the beginning of the learning process (Guilbert, 1987, zit. nach Weber, 2007,
S. 12). Die Definition vereint das selbstständige Lernen mit der vertieften Auseinandersetzung mit dem Thema. Der Einstieg wird als Lernproblem dargestellt
(Feilhuber & Süßmann, 2022, S. 86). Bei PBL steht das Problem im Vordergrund und verdeutlicht das eigenständige Lernen. Dieses Problem wird anhand
einer Sachlage oder eines Falls dargestellt und wird häufig im Skills-Lab angewandt (Weber, 2007, S. 12–13). Diese Methode basiert auf dem Konstruktivismus

und somit auf Impulsen der realen Welt. Es wurden fünf Kriterien von Barrow (1996) für das PBL beschrieben:

- Das Lernen ist schüler/innenzentriert
- Das Lernen findet in kleinen Gruppen statt
- Die Lehrenden leiten und moderieren und fungieren als Lernbegleiter
- Das Problem steht im Mittelpunkt und ist der Stimulus für das Lernen
- Informationsgewinn durch selbstgesteuertes Lernen (Barrow, 1996, zit. nach Turek, 2012, S. 75).

In den Niederlanden wird PBL oft mit dem Skills-Lab verbunden und findet als Lernform Anwendung. Durch die drei Schritte im Skills-Lab Orientierungs-, Übungs- und Beherrschungsphase, die im siebten Kapitel beschrieben werden, sowie die Siebensprung-Methode werden Praxissituationen trainiert (Schröder, 2008, S. 31).

Problembasiertes Lernen ist in drei Phasen gegliedert (von Reibnitz, 2008, S. 103). Die erste Phase ist die Problemanalyse (Schwarz-Govaers, 2004, S. 80–81). Hierbei sollen die Lernenden in Lerngruppen ihr Vorwissen aktivieren und Lernfragen, sowie Hypothesen bilden, um das Problem zu verstehen. Folgende Phase ist die Problembearbeitung. Hier soll in Einzelarbeit oder in Lerntandems die Probleme bearbeitet werden. Oft werden hierfür auch Vorlesungen, sowie Expertenvorträge und vertiefende Literatur angeboten. Dies kann im Selbststudium zuhause oder im ersten Lernort stattfinden (Schwarz-Govaers, 2004, S. 80). Die abschließende Phase ist die Phase der Problemlösung bzw. des Problemverständnisses. Dort findet sich die Lerngruppe zusammen zum Austausch, sowie zur kritischen Überprüfung und Sicherung der Ergebnisse.

Wenn diese drei Phasen des PBL strukturierter und erweitert durchlaufen werden sollen, bietet sich die Siebensprung-Methode (Tabelle 5.2) an. Diese Methode wird häufig im Zusammenhang mit den drei Phasen des PBL genutzt.

Wie man in Tabelle 5.2 sehen kann, benötigt man mit der Siebensprung-Methode sieben Schritte, um nach einem gemeinsamen Projekt zu einer Lösung zu kommen (Feilhuber & Süßmann, 2022, S. 86). Im ersten Schritt der Siebensprung-Methode sollen Begriffe geklärt werden, die unklar, unbekannt oder verwirrend sind, um die Problemlage erstmal verstehen zu können (Feilhuber & Süßmann, 2022, S. 86; Weber, 2005, S. 102). Dieser Schritt dient somit zur Informationsaufnahme des Problems und Klärung unbekannter Begriffe (von Reibnitz, 2008, S. 104). Im zweiten Schritt geht es dann darum, die Fragestellung zu bestimmen, um „die Grenzen des Themas abstecken zu können" (Schwarz-Govaers, 2004, S. 81). Hier werden ca. 1–2 Fragestellungen entwickelt, um die

Tabelle 5.2 Siebensprung-Methode und PBL-Phasen (Quelle: von Reibnitz, 2008, S. 104–105; Feilhuber & Süßmann, 2022. S- 86; Schwarz-Govaers, 2004, S. 81–82; Fischer, 2004, S. 31, eigene Darstellung)

Phasen PBL	Schritte Siebensprung-Methode
Problemanalyse	• Klärung grundsätzlicher Verständnisfragen
	• Fragestellung zum Problem bestimmen
	• Hypothesengewinnung mittels Brainstormings
	• Zusammenfassung und systematische Ordnung der Ideen und Lösungsansätze
	• Lernziele formulieren
Problembearbeitung	• Lerninhalte erarbeiten, Selbststudium der verschiedenen Quellen
Problemlösung	• Synthese und Präsentation der zusammengetragenen Lerninhalte

Gedanken zusammen zu fassen, sowie den Ausgangspunkt der Bearbeitung zu verstehen und unterschiedliche Perspektiven aufzurufen (Feilhuber & Süßmann, 2022, S. 86; von Reibnitz, 2008, S. 104). Im dritten Schritt des Siebensprungs wird das Vorwissen aktiviert und vernetzt, sodass das vorhandene Wissen aufgefrischt werden kann und die Lernenden das Bewusstsein für den Fall, sowie auch das Problem entwickeln können. Im vierten Schritt sollen dann die gesammelten Hypothesen geprüft und diskutiert werde, um Gemeinsamkeiten und Verbindungen zu finden, als auch Unklarheiten deutlich zu machen (Schwarz-Govaers, 2004, S. 81; von Reibnitz, 2008, S. 104). Der fünfte Schritt ist der letzte Schritt der Problemanalyse. Hier werden problematische Punkte und fehlendes Wissen genutzt, um Lernziele zu formulieren (Feilhuber & Süßmann, 2022, S. 86). „Alle Anwesenden müssen an der Erstellung der Lernziele beteiligt sein und miterleben, aufgrund welcher Ideen oder Vermutungen ein Lernziel entsteht" (von Reibnitz, 2008, S. 105). So kann die zentrale Fragestellung beantwortet werden.

In der Phase der Problembearbeitung geht es weiter mit dem sechsten Schritt der Siebensprung-Methode. Dort werden zusätzliche Informationen einzeln gesammelt, um die Lernfragen zu beantworten (Schwarz-Govaers, 2004, S. 82). Ferner können auch Experten befragt werden, sowie Vorlesungen zu dem Problemfeld und der Thematik gehalten werden. Dahingehend wird auch das wissenschaftliche Arbeiten mit evidenzbasierten Quellen erlernt (von Reibnitz, 2008, S. 105).

In der Problemlösung wird der letzte und siebte Schritt des Siebensprungs genutzt. Hier werden die Präsentationen vorbereitet und erneut in den Lerngruppen diskutiert. Nicht nur das Finden der Problemlösung steht hier im

Vordergrund, sondern auch den Lernprozess zu beurteilen, zu evaluieren und die Sozialkompetenz zu fördern (Schwarz-Govaers, 2004, S. 82; von Reibnitz, 2008, S. 105).

Das Problembasierte Lernen birgt Vorteile wie auch Nachteile in der Ausbildung. Einerseits entwickeln die Lernenden selbstgesteuerte Problemfindungen und -lösungen und diese verstärkt durch die praxisnahen Beispiele die Motivation (Wilkie, 2001, S. 53; von Reibnitz, 2008, S. 111). Neben dem selbstgesteuerten Lernen, auch innerhalb der Skills-Labs, werden auch die Präsentationen und die Feedback-Fertigkeiten verbessert und die Teamfähigkeit gefördert (Wilkie, 2001, S. 54). Reflexives, kritisches und klinisches Denken führt zu einer höheren Effektivität innerhalb des Pflegealltags (Jeppesen et al., 2017, S. 118). Insbesondere muss man die sozialen Skills benennen, die die Teilnehmer/innen entwickeln. Sie können ihre Rolle finden und sich mit dieser identifizieren, sowie die Konfliktfähigkeit verbessern. Durch PBL hinterfragen die Lernenden kritischer pflegerische Probleme und gehen selbstständig in die evidenzbasierte Recherche (Feilhuber & Süßmann, 2022, S. 88). Andere Studien zeigen gemeinsame Argumente, weisen jedoch darauf hin, dass es keine Zusammenhänge zwischen PBL und kritischem Denken, sowie selbstgesteuertem Lernen gibt (Choi et al., 2013, S. 54). Auch werden nicht automatisch soziale Kompetenzen, wie Teamfähigkeit entwickelt, sondern diese Prozesse müssen angeleitet werden, um wertvolle Ergebnisse zu erzielen (Dieterich & Reiber, 2014, S. 57–58). Ferner ist dies zusätzlicher Unterricht, der mit einem erhöhten Zeit- und Kostenaufwand verbunden ist (von Reibnitz, 2008, S. 112; Wilkie, 2001, S. 54). Ein weiteres Problem ist die Siebensprungmethode, die einen sehr hohen Zeitaufwand benötigt und von den Lernende oft übersprungen wird, sodass die Schritte nicht planmäßig abgearbeitet werden (Fischer, 2004, S. 105). Alle Studien kommen jedoch grundsätzlich zu einer positiven Bewertung innerhalb der Ausbildung von Gesundheitsberufen. Von Reibnitz (2008, S. 112) beschreibt, dass PBL nur dann gelingen kann, wenn Vorwissen zum Thema besteht und ausreichend Zeitressourcen eingeräumt werden können. Kurzzeitig wird zwar der Kosten- und Zeitaufwand erhöht, doch nach Anschaffung und Auseinandersetzung mit der Thematik sinken diese Aufwände wieder.

Zusammenfassend lässt sich sagen, dass PBL wichtige Kompetenzen fördert. Zu diesen zählen Sozialkompetenzen, kommunikative Kompetenzen zwischen Lehrenden und Lernenden (Fesl & Ludwig, 2018, S. 218), selbstgesteuertes Lernen, sowie Problemlösefähigkeiten und wissenschaftliches Arbeiten

Hintergründe des Skills-Labs

6

Nach dem Kapitel der didaktischen Hintergründe, stellt dieser Abschnitt die Hintergründe der Methode des Skills-Labs dar. Eingangs werden Begriffe erklärt, um die Skills-Lab Methode zu verstehen. Daraufhin wird das Skills-Lab definiert, sowie die verschiedenen Lernphasen innerhalb des simulationsbasierten Lernens erklärt. Auch auf den Ablauf einer Simulation und die verschiedenen Arten der Simulation wird hier Bezug genommen. Im Weiteren die Akteure im Skills-Lab anhand der Simulatoren dargestellt. Letztlich zeigen sich die Anforderungen an der/die Lehrenden und Lernenden, sowie die Zielsetzung des Skills-Labs in der generalistischen Pflegeausbildung.

Bei der Planung von Lernsituationen innerhalb eines Skills-Labs gibt es verschiedene wichtige Aspekte. Vor allem spielt der zu erwartende Kompetenzgewinn der Lernenden eine große Rolle. Des Weiteren sollen die Lernsituationen handlungsorientiert sein, denn durch Handeln kann das Lernen gefördert werden. Auch die Entwicklung von Lernsituationen durch Beachtung von Zielen und Inhalten sind hier gefragt. (Schewior-Popp, 2005, S. 11). So kann theoretisches Wissen mit praktischen Erfahrungen verknüpft werden, damit ein transparenter Theorie-Praxis-Transfer entstehen kann (Schewior-Popp, 2005, S. 19). Durch das Skills-Lab-Konzept kann der Transfer von der Theorie zur Praxis erleichtert werden.

6.1   Begriffserklärungen

Um den Ablauf, sowie das gesamte Skills-Lab und das simulationsbasierte Lernen zu verstehen, müssen als erstes die Begriffe zum simulationsbasierten Lernen geklärt werden. Das Skills-Lab und die simulationsbasierte Lehre nehmen stark

an Bedeutung zu und werden immer mehr im deutschsprachigen Raum eingesetzt und teilweise auch im Curriculum verankert. Handlungsorientierte Methoden
geben den Lernenden einen Mehrwert im gesamten Lehr-Lern-Prozess, sodass die
fachliche Weiterbildung gefördert wird (Obermeier & Süßmann, 2022, S. 153).
Als erstes muss der Begriff des *Skills-Labs* erklärt werden. Diese Begrifflichkeit wird nur kurz angeschnitten, da es im folgenden Kapitel näher erläutert
wird. „Dieses Modell hat das Erlernen pflegerischer Fähigkeiten zum Ziel, ein-
schließlich kommunikativer Fähigkeiten und deren Integration" (Frei Blatter und
Oberarzbacher, 2008, S. 118). So zeichnet sich das Skills-Lab dahingegen aus,
dass verschiedene Fähigkeiten und Fertigkeiten, vor allem in der Kommunikation,
stark gefördert werden können.

Die *Simulation* hingegen stammt aus dem lateinischen „simulatio" und steht
für Heuchelei, Täuschung und Vorstellung (Köck, 2008 zit. nach Schröppel, 2021,
S. 14). Es ist „eine Bildungsstrategie, bei der bestimmte Bedingungen geschaf-
fen oder nachgebildet werden, um authentische Situationen, die im realen Leben
auftreten können, darzustellen" (SimNAT, 2022, S. 22; Schlegel et al., 2020,
S. 8). Diese ist also ein wichtiger und bedeutender Teil des handlungsorientierten
Lernens und wird als reale Welt in den pflegerischen Situationen und Fälle reali-
tätsnah nachgestellt werden, beschrieben (Obermeier & Süßmann, 2022, S. 153).
In einer nachgestellten Simulation können Lernende in einem geschützten Raum
Fehler machen, ohne dass diese Fehler Auswirkungen und Gefährdungen auf
Patient/innen haben. Auf diese Weise können die Teilnehmer/innen durch Fehler
lernen (Timmermann, 2007, zit. nach Obermeier & Süßmann, 2022, S. 153).

Das *Skillstraining* hingegen „werden einfacher strukturierte Simulationsfor-
mate bezeichnet, die in der Regel eine einzelne, relativ bekannte, klar abgrenzbare
und strukturierte Aufgabe stellen" (Schröppel, 2021, S. 15). Dieses Skillstraining
soll nach idealen Rahmenbedingungen ablaufen, sodass es transparent, störungs-
frei und erfolgreich ist. Jene Grund- bzw. Teilfertigkeiten, also die Skills, sollen
eigenständig und beherrschbar ablaufen, um Kompetenzförderung zu erreichen.
„In einem Skilltraining könnte beispielsweise an einem anatomischen Modell
der Wechsel eines suprapubischen Blasenkatheters trainiert werden" (Schröppel,
2021, S. 15).

Eine weitere Begrifflichkeit ist die *Skillsunit.* Diese beschreibt eine abge-
schlossene Unterrichtseinheit, wo mit Hilfe von praktischen Fähigkeiten verschiedene Handlungsabläufe trainiert wurden (Obermeier & Süßmann, 2022,
S. 153). Diese Skillsunit umfasst verschiedene Schritte im Skillstraining die in
Abbildung 6.1 des Abschnitt 6.2.1 dargestellt werden.

Ein weiterer zu klärender Begriff ist die *Fidelity.* In der Simulation bezieht
sich Fidelity auf die Genauigkeit oder Präzision, mit der ein Modell oder eine

Simulation die reale Welt abbildet. Eine hohe Fidelity bedeutet, dass das Modell oder die Simulation in der Lage ist, die Details und Komplexität des realen Systems oder Prozesses sehr genau zu reproduzieren, während eine niedrige Fidelity darauf hinweist, dass das Modell oder die Simulation nur eine grobe Annäherung an die Realität darstellt. In der Regel hängt die Fidelity einer Simulation von verschiedenen Faktoren ab, wie zum Beispiel von der Glaubwürdigkeit, Authentizität oder dem Grad an Realität. Je höher die Fidelity einer Simulation ist, desto genauer und verlässlicher sind die Ergebnisse, die sie liefert (SimNAT, 2022, S. 20; Schlegel et al., 2020, S 8).

6.2 Definition Skills-Lab

„Skills Labs (Skills Laboratory – dt. Fertigkeitenlabore) sind Räume in der beruflichen Bildung der Gesundheitsberufe, die typische Tätigkeitsbereiche des jeweiligen Berufes abbilden und die Möglichkeit bieten, demonstrierte Handlungen beobachtbar zu machen" (VIFSG, 2017, o.S.).

Ein Skills-Lab ist somit eine Lernumgebung und eine Lernmethode, die speziell dafür ausgelegt ist, praktische Fähigkeiten in den Bereichen Medizin und Gesundheitswissenschaften zu vermitteln und zu verbessern. Es handelt sich hierbei um einen Ort, an dem Studierende die Möglichkeit haben, ihre klinischen Fähigkeiten in einem sicheren und kontrollierten Umfeld zu üben, bevor sie in die klinische Praxis gehen (Nikendei et al, 2011, S. 301, SimNAT Pflege, 2022, S. 5). Das Skills-Lab bietet reale Nachempfindungen und zeigt beispielsweise Patientenzimmer im akut klinischen Setting oder im Heimbereichen mit zu erwartendem Equipment. Dadurch können die Lernenden realistische klinische Fallsituationen nachempfinden und sie erlernen in einer sicheren Umgebung praktische Fertigkeiten. So werden Fertigkeiten erlernt und auch Kompetenzen gefördert (Alinier et al., 2006, S. 363; Ironside, Jeffries & Martin, 2009, S. 336; Gügel & Kern, 2021, S. 35).

Ferner können Skills-Labs verschiedene Formate haben, wie z. B. Simulationen, Rollenspiele oder Workshops, und können sich auf verschiedene Aspekte des klinischen Lernens konzentrieren, wie z. B. Anamneseerhebung, körperliche Untersuchung, Kommunikation mit Patienten und interdisziplinäre Zusammenarbeit. Das Skills-Lab verfügt neben dem eigentlichen Setting, beispielsweise das Patientenzimmer, über einen anderen Raum, der als Steuerungs-, Kontroll- und Beobachtungsraum dienen kann (Loewenhardt & Herzig, 2021, S. 4). Diese beiden Räume sollen miteinander verbunden sein, sodass den Lehrenden das Hineinblicken in die Simulation ermöglicht wird. Dadurch kann die Kommunikation zwischen den Lernenden und Lehrenden aufgenommen werden, um in verschiedenen Situationen einzugreifen. Alternativ kann auch eine Video- und Tontechnik genutzt werden, um das Geschehen zu beobachten und aufzuzeichnen, um es am Ende zu reflektieren (Loewenhardt & Herzig, 2021, S. 4).

6.2.1 Lernphasen des Skills-Labs

Die Skills-Lab-Methode wird anhand von verschiedenen Phasen des simulationsbasierten Lernens aufgebaut. Diese gliedern sich in drei verschiedene Phasen. Die Orientierungsphase, die Übungsphase und die Beherrschungsphase. Diese drei Phasen werden noch einmal in sechs Unterschritte unterteilt (Schloffer, 2018, S. 240–241; Loewenhardt & Herzig, 2021, S. 4–5; Obermeier & Süßmann, 2022, S. 154; Frei Blatter & Oberarzbacher, 2008, S. 120–122). Diese Phasen und Schritte und werden in Abbildung 6.1 aufgezeigt und im Weiteren näher erläutert.

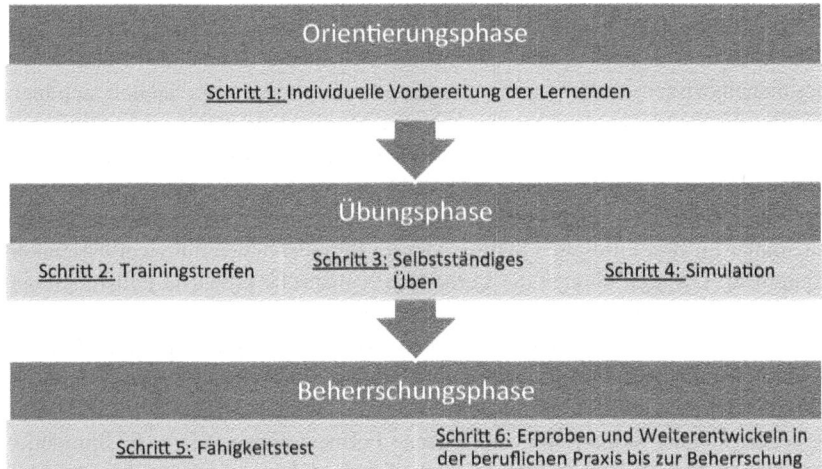

Abbildung 6.1 Phasen und Schritte des Skills-Labs. (Quelle: Frei Blatter & Oberarzbacher, 2008, S. 120–122; Loewenhardt & Herzig, 2021, S. 4–5, eigene Darstellung)

In der **Orientierungsphase** können sich die Lernenden auf das Fallbeispiel und den zu bearbeitenden Aufgaben vorbereiten. Dies geschieht ohne Lehrenden und durch selbstgesteuertes Lernen (Frei Blatter & Oberarzbacher, 2008, S. 120;

Muijsers, 1997, S. 11). Doch nicht nur die Vorbereitung allein, sondern auch die mentale Beherrschung der Skills ist eine große Herausforderung für die Lernenden. Durch einen thematischen Einstieg können die Lernenden einen Bezug zum realen Alltag herstellen und ihr Vorwissen, sowie praktische Kenntnisse aktivieren, um die Situation zu verstehen und vorzubereiten. Auch fehlende Grundlagen und Hindernisse müssen miteinander erarbeitet und in Verbindung gebracht werden, um den Lernbedarf aufzuarbeiten. Nur durch Schritt 1 der individuellen Vorbereitung können sich die Lernenden auf den Schritt 2 der nächsten Phase vorbereiten (Frei Blatter & Oberarzbacher, 2008, S. 120; Loewenhardt & Herzig, 2021, S. 4).

In der **Übungsphase** (Muijsers, 1997, S. 11) geht es um die Schritte 2–4. Im Schritt 2 wird sich auf das Trainingstreffen fokussiert. Dort ist ein/e Trainer/in anwesend, der/die die Notwendigkeit dessen erklärt und darstellt (Loewenhardt & Herzig, 2021, S. 4). Die Lernenden können in diesem Schritt Fragen stellen, sodass der/die Lehrende zum Verknüpfen von Wissen anregt und auf Rückfragen lenkt. Dadurch sollen sich die Teilnehmer erinnern und ihr Vorwissen weiter aktivieren, damit der/die Trainer/in keine Antwortmöglichkeiten vorgibt. Visualisierungen werden vom Lehrenden vorgestellt, um den Lernenden Material vorzustellen, was ausprobiert werden kann (Frei Blatter & Ochsner Oberarzbacher, 2008, S. 121). „Anschließend findet eine Demonstration der Skills oder Teilfertigkeiten durch die Lehrende statt, während sie ihr Wissen verbalisieren und Schwierigkeiten, die bei der Durchführung zu erwarten sind, benennen" (Loewenhardt & Herzig, 2021, S. 4). Nach der Demonstration geht es für die Lernenden in die Übungsphase, wo sie die verschiedenen Skills einüben. So kann das Gesehen wiederholt und durchgeführt werden. Der/die Trainer/in unterstützt die Teilnehmer bei der Übungsphase und regen die Teilnehmer an, ihr Handeln zu reflektieren und sich gegenseitig ein erstes Feedback zu geben (Frei Blatter & Ochsner Oberarzbacher, 2008, S. 121). In Schritt 3 erfolgt dann das Selbstständige Üben. Die Teilnehmer üben dann in Kleingruppen eigenständig in verschiedenen Rollen, wie beispielsweise die Pflegefachfrau/ der Pflegefachmann, die Patientin/ der Patient und der/die Beobachter/in. Hier lernen die Lernenden dann die Skills durch Wissensvertiefung und Weiterentwicklung (Obermeier & Süßmann, 2022, S. 155; Frei Blatter & Ochsner Oberarzbacher, 2008, S. 122). Als weiteren wichtigen Punkt in dem dritten Schritt ist die Ergebnissicherung. Hierbei kann der Lehrende anwesend sein oder anhand von Beurteilungsbögen ein erstes Feedback gegeben werden (Loewenhardt & Herzig, 2021, S. 5). Der letzte Schritt in der Übungsphase ist der Schritt 4, die Simulation. Dies ist der Kern des Skills-Labs. So finden die Teilnehmer einen ersten Kontakt zum Simulationspatienten, der jedoch nicht nach jeder Skillsunit geplant wird. In dieser

Simulation können die Lernenden die verschiedenen Skills in komplexe Handlungssituationen unterbringen und umsetzen und sich dabei beobachten. Folgend wird ein Debriefing durch den Lehrenden durchgeführt, sodass eine Reflexion erfolgen kann (Loewenhardt & Herzig, 2021, S. 5; Obermeier & Süßmann, 2022, S. 155; Frei Blatter & Ochsner Oberarzbacher, 2008, S. 122). Durch zum Beispiel Video- und Tonaufnahmen können diese Simulationen gesichert werden.

Nach diesen Phasen folgt die **Beherrschungsphase**, die letzte Phase des Trainings. „Im Fähigkeitstest (Schritt 5) kann die in Schritt 4 durchgeführte Simulation erneut durchgeführt und in einer Lernerfolgskontrolle in Form einer Performanz-Prüfung z. B. OSCE-Prüfung gestaltet werden" (Loewenhardt & Herzig, 2021, S. 5). In diesem Fähigkeitstest wird der Wissenstransfer gefördert, sodass das Wissen zur Kompetenz wird (Schloffer, 2018, S. 241). Hier können zur Prüfung beispielsweise Simulationspatienten zum Einsatz gebracht werden. Anschließend wird ein Feedback gegeben (Frei Blatter & Oberarzbacher, 2008, S. 122). In Schritt 6, dem letzten Schritt der Beherrschungsphase geht es um das Weiterentwickeln in der beruflichen Praxis. Dieser Schritt findet in der Praxis statt, sodass weiterführende Transferaufgaben oder verschiedene Lösungsansätze weiter diskutiert werden können. Hier können die gewonnenen Erkenntnisse in den verschiedenen Settings vertieft werden. Dieses erfolgt meistens durch Begleitung eines Lehrenden oder einer/s Praxisanleiter/in (Loewenhardt & Herzig, 2021, S. 155).

6.2.2 Ablauf einer Simulation

Um eine Simulation richtig zu planen, muss ein Ablauf einer Simulation gestaltet werden. Um eine Simulation evidenzbasiert und sinnvoll zu gestalten, wird in diesem Kapitel auf den Aufbau einer Simulation eingegangen. Als Grundlage dazu dient die 2020 erschienene Leitlinie des SimNAT e. V. sowie Literatur von Radl, Breznik und Wilhelmer, sowie anderen ergänzenden Literaturangaben. Bevor eine Simulation durchgeführt werden kann, muss diese vorbereitet werden. Dabei müssen verschiedene Aspekte berücksichtigt werden. Zunächst muss die Situation in einen Gesamtzusammenhang eingebettet werden, um ein realitätsnahes Szenario zu erstellen. Dieser Gesamtzusammenhang muss den Teilnehmern der Simulation in geeigneter Form zur Verfügung gestellt werden. Im Rahmen der Entwicklung müssen konkrete Lernziele formuliert werden. Die Simulation dient primär diesen Lernzielen. Des Weiteren muss für die Simulation ein Zeitrahmen festgelegt werden. Vor der ersten Umsetzung sollte im Rahmen eines Probelaufes überprüft werden, ob die Simulation im Zeitrahmen umsetzbar ist. Es wird weiterhin eine Art Drehbuch entwickelt, welches für Validität und Reliabilität sorgen soll (SimNAT, 2020, S. 7–8). Diese Szenarienentwicklung (Abbildung 6.2) wird auch theoretische Einführung und Skillstraining genannt (Radl et al., 2022, S. 92).

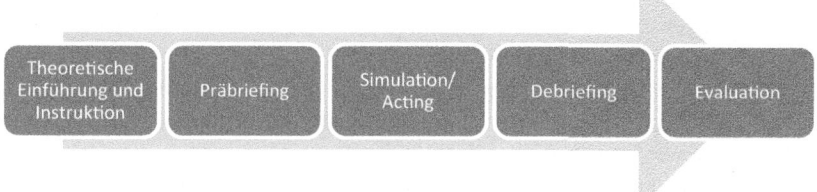

Abbildung 6.2 Ablauf einer Simulation. (Quelle: SimNAT Pflege, 2020, S. 7–8; Radl et al., 2022, S. 92, eigene Darstellung)

Vor dem Start einer Simulation findet ein strukturiertes und dokumentiertes Präbriefing statt. „Diese Einführung ist elementar, um die Teilnehmer*innen in die Welt des Szenarios (optimalerweise auch leiblich) eintauchen zu lassen und damit den Erfolg der Teilnehmer*innen innerhalb der SBE zu gewährleisten" (Schwermann, 2022, S. 16). Dieses wird durch den Facilitator geführt. Dieser ist im Skills-Lab innerhalb einer Simulation ein Lernbegleiter, der das Erreichen der Lernziele unterstützt und gleichzeitig die Planung der Szenarienentwicklung übernimmt (SimNAT Pflege, 2020, S. 6). Diese Qualifikation des Lehrenden wird im 6.5 noch näher erläutert. „Im (Prä-) Briefing wird eine Lernumgebung, gekennzeichnet durch die Merkmale Integrität, Vertrauen und Respekt, geschaffen" (SimNAT Pflege, 2020, S. 8). Hierbei sollen ebenfalls grundlegende Regeln geschaffen und kommuniziert werden. Außerdem werden die Teilnehmer vorbereitet auf „die Umgebung, die Ausrüstung, den Simulator, die Evaluationsmethode, die unterschiedlichen Rollen, Zeitkontingente, allgemeine oder spezifische Lernziele, Situation und Limitation" (SimNAT Pflege, 2020, S. 8). Im Anschluss folgt an das Präbriefing erfolgt die Durchführung der Simulation. Die Teilnehmer/innen werden beispielsweise mit einem Headset ausgestattet und die Beobachter/innen werden stehen im Debriefing Raum, sodass das Szenario beobachtet werden kann. Um technische Probleme zu vermeiden, sollte vorab ein technischer Check durchgeführt werden, sodass das Szenario nicht gestört wird (Radl et al., 2022, S. 94). Während des Szenarios ist der Facilitator gefordert alles im Blick zu haben und flexibel reagieren zu können. Die Lerngruppe erhält Beobachtungsaufgaben wie zum Beispiel die Beobachtung von Hygiene, Kommunikation und Arbeitsabläufe, wodurch die Beobachter/innen gezwungen sind, aktiv dem Szenario zu folgen. Ferner muss der Facilitator auch eine angenehme Lernumgebung für die Akteur/innen schaffen, sodass niemand während des Szenarios bewertet wird (Radl et al., 2022, S. 94). Es kann wichtig sein, eine Simulation dann zu unterbrechen, wenn der Patient/in gefährdet wird. Ist das der Fall, kann die bisherige Handlung durch ein Debriefing reflektiert werden, sodass das Szenario erneut durchgeführt werden kann, um die Situation positiv zu verändern (Radl et al.,2022, S. 94).

Nachdem die Simulation abgeschlossen ist, erfolgt unmittelbar ein strukturiertes Debriefing. Dieses sollte auf einem theoretischen Rahmen basieren und dokumentiert werden (SimNAT Pflege, 2020, S. 8). Drei verschieden Debriefing Modelle werden kurz in Tabelle 6.1 dargestellt, um einen Einblick in die Modelle zu schaffen.

Durch eine Teilnehmer-, Ergebnis-, und Lernzielorientierung im Debriefing wird den Teilnehmern die Möglichkeit geboten ihren Kompetenzerwerb selbstkritisch zu reflektieren (SimNAT Pflege, 2020, S. 8; Loewenhardt & Herzig, 2021, S 12). Eine hohe Relevanz hat die Ausbildung der Facilitator. Diese Leiten das Debriefing. Die SimNAT e. V. Leitlinie sieht vor, dass immer mindestens eine explizit für Debriefings geschulte Person beim Debriefing anwesend sein soll (SimNAT Pflege, 2020, S. 8–9). Grundsätzlich orientiert sich ein Debriefing an der Simulation selbst. So können zum Beispiel spezielle Situationen innerhalb der Simulation mittels Videoaufnahmen erörtert werden. Außerdem soll auch auf das individuelle Erleben der Teilnehmer eingegangen werden. Ziel ist es, dass eventuell identifizierte Wissenslücken evidenzbasiert geschlossen werden und die festgelegten Lernziele erreicht werden (SimNAT Pflege, 2020, S. 9). Dem Debriefing können verschiedene Philosophien zugrunde liegen. Eine gemeinsame Annahme im Debriefing ist, dass die Beteiligung der Teilnehmer/innen und das selbstgesteuerte Erarbeiten der Facetten im Debriefing gegenüber einer Belehrung überlegen ist (Schön, 1987 zit. nach Dieckmann, 2018, S. 190). Das Debriefing stellt den Rahmen für die Selbstreflexion der Teilnehmer/innen dar. Hierdurch ergeben sich neue Lernimpulse für die Teilnehmer (Dieckmann, 2018, S. 191). Das Debriefing lässt sich in drei Phasen einteilen. Zunächst wird die Simulation und das Erlebte rekonstruiert. Anschließend daran erfolgt eine tiefere Betrachtung der Situation anhand ausgewählter Beispiele. Abschließend erfolgt die Übertragung der Lernimpulse in die Praxis (Dieckmann, 2018, S. 191). Das Debriefing bezieht sich auf die Lernziele. Daher ist es wichtig, dass Lernziele und Debriefing aufeinander abgestimmt sind. Dies gilt auch für die Teilnehmer. Wenn sich die

Tabelle 6.1 Debriefing-Modelle (Quelle: Zigmont et al., 2011, S. 52–58; Jaye et al., 2015 zit. nach Radl et al., 2022, S. 76; Owen & Follows, 2006, S. 488, eigene Darstellung)

Modelle	Beschreibung
3D-Modell (Zigmont et al., 2011, S. 52–58)	**D: Defusing** • Der Zeck ist, dass die Lernenden Emotionen zulassen • Es sollen Reaktionen und Emotionen zugelassen werden **D: Discovering** • Die Lernenden sollen Performanz reflektieren und das Wissen darstellen **D: Deepening** • Die Lernenden sollen verstehen, was sie für die Zukunft gelernt haben
Diamant-Debriefing (Jaye et al., 2015 zit. nach Radl et al., 2022, S. 76)	**Beschreibung** • Einfacher Einstieg • Beobachtergruppe zum Wahrnehmen des Szenarios **Analyse** • Gefühle sollen ausgedrückt werden  „Wie haben Sie sich gefühlt? • Motivation begründe **Anwendung** • Reflexion • Spezifische Zusammenfassung erstellen
GREAT Simulation Debriefing (Owen & Follows, 2006, S. 488)	**G: Guidelines** • Der Facilitator/in kennt die evidenzbasierten Leitlinien für den Umgang mit Simulationen **R: Recommendations** • Falls es keine Leitlinien gibt, sollten veröffentlichte Übersichten verwendet werden **E: Events** • Teilnehmer/innen erhalten Zeit, um über Simulation nachzudenken **A: Analysis** • Wurden Anzeichen richtig erkannt? • Wurden Ressourcen effektiv genutzt? **T: Transfer** • Transfer von Wissen in die Praxis • Was wurde gelernt und was kann verbessert werden?

Lernziele der Teilnehmer/innen, mit denen der Simulation deckt, ist das Debriefing leichter umzusetzen (Dieckmann, 2018, S. 195). „Die Erfahrung zeigt, dass
es durch die regelmäßigen Simulationstraining zu einem sehr wertvollen und ehr-
lichen Austausch zwischen den Student*innen kommt" (Radl et al., 2022, S. 95).
So können Unsicherheiten abnehmen und die Angst Fehler zu machen, redu-
ziert sich. Mittels einer anschließenden Evaluation wird überprüft, inwieweit die
Lernziele erreicht wurden. Dabei werden verschiedene Evaluationsformen unter-
schieden (SimNAT Pflege, 2020, S. 9). Einerseits kann die Evaluation formativ
durchgeführt werden, sodass auf die personale und professionelle Entwicklung
Bezug genommen wird. Weiter gibt es die summative Evaluation. Diese „misst
die Leistung oder vorhandenen Kompetenzen der Teilnehmenden am Ende eines
Lernprozesses" (SimNAT Pflege, 2020, S. 9). Bei der letzten Evaluationsform
geht es um das Messen eines Ergebnisses einer erreichten Kompetenzstufe, die
fachlich, beruflich oder durch Erreichen einer Zielkompetenz dargestellt wird.
Diese Form der Evaluation nennt man High-Stakes-Evaluation. Diese Evaluation
des Szenarios muss durchgeführt werden, um Qualität zu fördern und zu schaffen
(Wesseler, 2016, S. 2). Außerdem wird durch Reflektion nicht nur die kommunikative Kompetenz der Lernenden geschult, sondern auch das Verständnis für die
verschiedenen Berufsgruppen dargelegt. So kann eine transparente Kooperation
gegeben werden (Schindele et al., 2020, S. 548)

6.3   Arten simulationsbasierten Lernens

In der Literatur findet man verschiedene Arten der Simulationen, die anhand eines
Skills-Labs durchgeführt werden können. Diese sind abhängig von der erforderlichen Realitätsform, sowie den Lernergebnissen, die gewonnen werden sollen. So
kann man die Simulation nutzen, die für die simulationsbasierte Erfahrung (SBE)
wichtig ist. (Radl et al., 2022, S. 19).

Die erste Form des simulationsbasierten Lernens ist die *prozedurale Simulation*
oder auch das *Skillstraining* (SimNAT, 2022, S. 21; Loewenhardt & Herzig, 2021,
S. 3). Durch diese Art von Simulationen können die Teilnehmer/innen technische
Fähigkeiten durch zum Beispiel i.m. Injektion, Händedesinfektion oder Legen
eines Blasenkatheters.

Die zweite Art des simulationsbasierten Lernens ist die *computerbasierte
Simulation* (SimNAT, 2022, S. 21; Loewenhardt & Herzig, 2021, S. 3; Radl
et al., 2022, S. 19). Hier werden zum Beispiel Serious Games oder virtual Reality
genutzt. Auch High-Fidelity-Simulatoren werden in dieser Art des Lernens mit
eingebunden. „Bei dieser Form des Lernens geht es darum, von Erfahrungen

anderer zu lernen" (Radl et al., 2022, S. 20). Verschiedene Situationen können hier durch die Teilnehmer/innen beobachtet und im Anschluss reflektiert werden. Diese Form wird als Beobachtungslernen beschrieben. Die computerbasierte Simulation ermöglicht das Erfahrungslernen, sodass die Lernenden aus vorhandenen Erfahrungen neues erlernen und das Wissen vertieft wird, um den Lernprozess auszulösen (Radl et al., 2022, S. 41–42).

Auch die *In-situ-Simulation* ist eine Art der Simulation. So kann die Simulation nicht nur in Simulationszentren, sondern auch in als Vor-Ort-Simulation am Arbeitsplatz oder zum Beispiel auf Kongressen ganz außerhalb eines klinischen Settings durchgeführt werden (Rall & Gaba, 2009, zit. nach Rall, 2018, S. 263; SimNAT, 2022, S. 21). Diese Simulationen stellen das reale Umfeld, in dem die Teilnehmer/innen arbeiten dar, sodass eine hohe Realitätsnähe erreicht werden kann (Loewenhardt & Herzig, 2021, S. 3).

Als eine der häufigsten Art des simulationsbasierten Lernens wird die *SP-Simulation* beschrieben (SimNAT, 2022, S. 21). Hierfür werden Schauspieler genutzt, um zum Beispiel Anamnesegespräche, Konfliktgespräche, sowie Beratungs- und Notfallsituationen darstellen zu können. Ferner werden Schauspieler/innen dazu eingesetzt, um den Lernenden ein Feedback zu geben und darzustellen, ob sie sich in dieser Situation als Patient/innen wohlgefühlt hätten oder ob etwas schief gelaufen ist. Schauspieler können Rollen von Patient/innen über Angehörige bis hin zu Kolleg/innen oder andere Berufsgruppen einnehmen. Somit haben die realen Schauspieler/innen ein weites Spektrum an Rollen, um ein reales Umfeld zu schaffen (Radl et al., 2022, S. 22).

Laut der SimNAT (2022, S. 21) ist eine weitere Art der Simulation die *simulatorbasierte Simulation*. Hier werden mit Low-Fidelity-Simulatoren bis hin zu High-Fidelity-Simulatoren „ein hohes Level an Interaktionsmöglichkeiten und Realitätsnähe" (Loewenhardt & Herzig, 2021, S. 3) geboten. Diese Mannequins sind Simulationspuppen, die anstatt von Schauspieler/innen genutzt werden. Lehrende können die Funktionen durch Computer oder verschiedenen Softwares steuern und beispielsweise diese Mannequins durch Technik sprechen lassen. Diese Simulatoren werden im Folgenden Kapitel näher beschrieben.

Eine weitere Simulationsart ist die *Hybridsimulation*. Hier werden Mannequins und Schauspielpatient/innen gleichzeitig eingesetzt, um die Realität nicht zu verlieren und Kommunikation, sowie Interaktion innerhalb der Lernsequenz zu fördern. Außerdem können durch die Simulationspuppen komplexe Handlungen geübt werden, die nicht an realen Schauspieler/innen ausgeübt werden sollten (Loewenhardt & Herzig, 2021, S. 3). Und so werden im folgenden Unterkapitel die SP beschrieben, damit eine Simulation darstellen zu können.

6.4   Arten von Simulationspersonen

Neben den Lehrenden und Lernenden erscheint ein weiterer wichtiger Akteur im
Skills-Lab: die Simulationsperson (Loewenhardt & Herzig, 2021, S. 5). Diese
können durch Schauspieler wie auch Mannequins dargestellt werden. Ohne diese
können Simulationen kaum dargestellt werden, wenn es um eine realitätsnahe
Situation geht, die nachgebildet werden soll.

Simulationspersonen sind Menschen, „die sowohl im medizinischen Studium als auch der beruflichen Bildung in den Gesundheitsfachberufen eingesetzt
werden, um in Falltrainings im Skills Lab die Rollen der Klient*innen bzw.
Patient*innen einzunehmen" (Loewenhardt & Herzig, 2021, S. 5; Seifart et al.,
2022, S. 320). Die SP werden in der Regel durch Schauspielpatient/innen, Standardisierte Patient/innen und Simulationspatient/innen definiert (Schnabel, 2013,
S. 116). Durch Schulungen können diese Menschen Symptome und Erkrankungen darstellen. Außerdem erfolgt ihr Einsatz bei Anamnesegesprächen, sowie
Behandlungen und Kommunikationsförderung. Darüber hinaus können diese
menschlichen Simulationspersonen den Lernenden verschiedene emotionale, körperliche und ethische Grenzen aufzeigen. Sie dienen für Feedbacksituationen und
helfen bei der Reflektion und dem kritischen Hinterfragen beim Verhalten der
Teilnehmer/innen. Oft schätzen diese SP das Handeln der Lernenden besser ein
als Beobachtende, die nur durch Ton und Video die Simulation nachvollziehen
(Loewenhardt & Herzig, 2021, S. 5). Simulationspersonen können zu festen Zeiten einbestellt werden und stehen somit den geforderten Bedürfnissen in der
Ausbildung zur Verfügung (Herzig & Haugk, 2019 zit. nach Loewenhardt &
Herzig, 2021, S. 7). Die erste Art der SP ist der Laienpatient. Dies sind Simulationspersonen, „die nicht aus der Medizin oder den Gesundheitsfachberufen
stammen und auf keine schauspielerische Ausbildung zurückgreifen können […]"
(Loewenhardt & Herzig, 2021, S. 6). Diese sind zwar frei von Beeinflussungen,
müssen sich jedoch sehr genau auf ihre Rolle vorbereiten, um zielführend spielen
zu können. Erfahrungspatienten sind Menschen, die in ihrem Leben bereits an
Erkrankungen gelitten haben oder noch leiden. Sie können verschiedene Aspekte
realistisch wiedergeben und somit eine realitätsnahe Simulation fördern (Loewenhardt & Herzig, 2021, S. 6). Die nächste Gruppe der SP sind die Schauspieler/
innen. Diese sind nicht immer nur professionell ausgebildet, sondern können auch
Personen mit Theatererfahrungen sein. Sie sind jedoch so professionell ausgebildet, dass sie vor allem Gefühle darstellen können und diese Rolle auch nach jeder
Simulation wieder verlassen können, um das Verhalten der Teilnehmer/innen zu
reflektieren. SP die im Gesundheitsbereich arbeiten, sind Personen, die dieselben

Erfahrungen haben wie die Lernenden in der Simulation. Sie sind also die Ange-
hörigen der eigenen Profession. Sie kennen sich im Milieu aus, doch sie können
dadurch die Simulation bewusst oder unbewusst beeinflussen. „Gleichwohl können sie sehr differenziertes und fachliches Feedback geben" (Loewenhardt &
Herzig, 2021, S. 6).

Neben den Schauspieler/innen gibt es noch Mannequins, mit denen in Trai-
ningszentren verschiedene Fälle simuliert werden. Auch wenn oft im simulationsbasierten Lernen die SP genutzt werden, kommen die Mannequins wiederholt
zum Einsatz.

Low-Fidelity-Simulatoren werden dann einsetzt, wenn sich die Lerneinheit
auf einfache Interaktionen fokussieren. Hier werden also nur Modelle oder Tor-
sos eingesetzt, die einen Körper oder ein Körperteil nachbilden. Darüber hinaus
gibt es keine elektronische Steuerung, sodass die Teilnehmer/innen nur einfache
Handlungen vornehmen können und diese Handlung immer wiederholen können
(Schlegel et al., 2020, S. 9). Ein häufiges Beispiel für diese Simulatoren sind
Reanimationspuppen oder Atemwegstrainer, um eine Herzrhythmusmassage zu
üben, sowie auch eine Intubation. Diese werden oft als Übungsmodell verwendet
(Henn, 2022, S. 65).

High-Fidelity-Simulatoren hingegen, also computergestützte Simulatoren, die
durch virtuelle Realität dargestellt werden, sind somit komplexer als Low-
Fidelity-Simulatoren (Henn, 2022, S. 65). Auch werden SP oft als High-Fidelity-
Simulatoren dargestellt (Schlegel et al., 2020, S. 9). Durch Headsets können
realitätsnahe Verhaltensweisen gezeigt werden, sodass die Lernenden von Rea-
lismus und Interaktivität profitieren (Schlegel et al., 2020, S. 9; Obermeier &
Süßmann, 2022, S. 157). Bei diesen High-Fidelity-Simulatoren können neben
der Kommunikation auch invasive Eingriffe, wie zum Beispiel das Legen einer
Magensonde oder eines Blasenverweilkatheters und Anschließen einer Infusion
trainiert werden. Auch andere klinische Parameter wie „[…] Herzfrequenz, Blutdruck, peripherer und zentraler Puls, Pupillenstatus (der separat auf Lichteinfall
reagieren kann), Atemgeräusche, Herztöne […]" (Henn, 2022, S. 65) können
hier eingestellt werden. Gegenüber eines SP ist dies ein großer Vorteil, da
auch hier Fehler passieren dürfen, ohne reale Patient/innen zu schaden (Obermeier & Süßmann, 2022, S. 157). Größtenteils werden diese Simulatoren in
Simulationszentren genutzt (Henn, 2022, S. 65).

6.4.1   Einsatz von Simulationspersonen

Im vorherigen Kapitel wurden die Simulationspersonen beschrieben, um nun auf die Vorteile und Nachteile dieser Simulationspersonen und Simulationspuppen eingehen zu können.

Insgesamt lässt sich sagen, dass die Zusammenarbeit mit Schauspieler/innen in Simulationen von Lernenden als realitätsnaher und positiver erlebt werden als mit Simulatoren. Es kann eine direkte Kommunikation stattfinden und kann die kommunikative Kompetenz durch Anleitungssituationen, Beratungsgespräche oder Angstsituationen fördern. (Obermeier & Süßmann, 2022, S. 157). Reale Patient/innen werden somit nicht belastet und in Gefahr gebracht. Außerdem können die Facilitator die Lernenden direkt korrigieren und beobachten und durch Mehrfachwiederholungen fördern (Radl et al., 2022, S. 22). Ferner kann durch Schauspieler/innen der zeitliche Ablauf angepasst werden, sodass sich auf das Kompetenzniveau der Lernenden gestützt werden kann. Es kann von einfach Interaktionen, wie Positionierung eines Patienten bis hin zu komplexeren Situationen wie einer Angstsituation oder Patientenedukation gehen (Radl et al., 2022, S. 22). Bei ausgebildeten Schauspieler/innen können sich diese vollkommen auf ihre Situation einlassen und sich mit ihrer Rolle auseinandersetzen, ohne dabei aus der Rolle herauszufallen. Auch das Feedback wird oft als sehr wertvoll beschrieben (Obermeier & Süßmann, 2022, S. 157). Laienschauspieler hingegen sind zwar kostengünstiger, jedoch ist das Outcome geringer, da sie sich häufig nicht auf die Situation und die Simulation einlassen und somit ihre Rolle verlieren können. Schlecht trainierte Schauspieler lassen die Qualität sinken, sodass die Lernergebnisse von Lernenden negativ beeinflusst werden (Obermeier & Süßmann, 2022, S. 157; Radl et al., 2022, S. 22–23). Außerdem kann eine Simulationssituation mit Schauspieler/innen niemals so authentisch sein, wie die reale Situation (Schnabel, 2013, S. 119).

Insgesamt sind die Vorteile von SPs, dass man mit ihnen immer wiederholbare und standardisierte Darstellungen trainieren kann und sie die Antworten und Symptome vertiefen können, um sich auf Prüfungen und Simulationen einlassen zu können. Ferner ist auch die physische und psychische Belastbarkeit höher als im Vergleich zu realen Patienten, sodass Trainingssituationen voll genutzt werden können und es keinerlei Gefahr besteht, die Patienten lebensbedrohlich und psychisch zu gefährden. Sie bieten ein konstruktives und reales Feedback, welches den Teilnehmer/innen gegeben werden kann, um die Kompetenzen dieser zu fördern. Auch belastende Untersuchungen mit SPs sind im simulationsbasierten

Setting nach Absprache möglich, sodass die Sicherheit im Umgang mit Unter-suchungen, Instrumenten und belastbaren Situationen ermöglicht werden können (Schnabel, 2013, S. 119).

Natürlich muss man hervorheben, dass der Einsatz von SPs niemals so authen-tisch sein kann, wie der Einsatz von realen Patienten, jedoch zu Schulungs- und Simulationssituationen einen guten Beitrag garantiert. Auch körperliche Symptome, wie Herzgeräusche, Rasselgeräusche oder pathologische Tastbefunde sind in der Regel nicht möglich, weshalb im Folgenden noch einmal auf die Mannequins eingegangen wird (Schnabel, 2013, S. 119).

High-Fidelity-Simulatoren haben den Vorteil, dass verschiedene klinische Parameter hinzugefügt werden können, sodass sie sehr realitätsnah dargestellt werden (Henn, 2022, S. 65). An ihnen können im Gegensatz zu SPs invasive Maßnahmen ergriffen werden, sodass zum Beispiel realitätsnahes Blutabneh-men, Legen von Blasenkathetern oder auch Lumbalpunktionen verübt werden können. Auch das Injizieren von Medikamenten, kann an diesen Mannequins geübt werden. In der Regel werden angelaufenen Medikamente, wie zum Bei-spiel Durchstechflaschen genutzt, um eine hohe Realitätsnähe zu erreichen. Auch diese verbrauchten Materialien zu Infusionsgabe können mit destilliertem Wasser durchgespült werden um aktive Ressourcennachhaltigkeit zu betreiben (Russo & Nickel, 2013, S. 125–126). Auch lassen sich durch tatsächliche, angebrannte Schweinehaut, Verbrennungen darstellen, die auf einen Mannequin geklebt wer-den können. Schweinehaut kann einfach beim Schlachter besorgt werden, ohne großen Aufwand zu betreiben. Auch Quaddeln und Blasen können durch Folien an Mannequins geklebt werden, um diese zu simulieren (Russo & Nickel, 2013, S. 126–127). Jedoch sind Mannequins nicht kostspielig. Der Kostenfaktor spielt eine große Rolle und auch das technische Know-how ist nicht immer gegeben (Obermeier & Süßmann, 2022, S. 157). Auch eine erfolgreiche Übertragung und Anwendbarkeit auf die Realität an Patienten ist durch Mannequins nicht immer gegeben (Russo & Nickel, 2013, S. 122).

Generell kann die Patientensicherheit für die Zukunft durch die Simulation mit Simulatoren oder Schauspieler/innen gefördert werden (Henn, 2022, S. 66). Jedoch werden die Kosten immer in den Vordergrund gerückt, sodass Mitstu-dierende in der Regel kostenlos verfügbar sind und man dadurch Geld einspart (Schnabel, 2013, S. 119). Der Einsatz von Simulationspersonen oder Mannequins ist abhängig von den Inhalten, die gelehrt werden sollen. So haben beide Simu-lationsarten Vorteile wie auch Nachteile, die geboten werden und an der Aufgabe festgemacht werden müssen, um zu sehen, welcher Einsatz welches Simulators sich somit am besten lohnt.

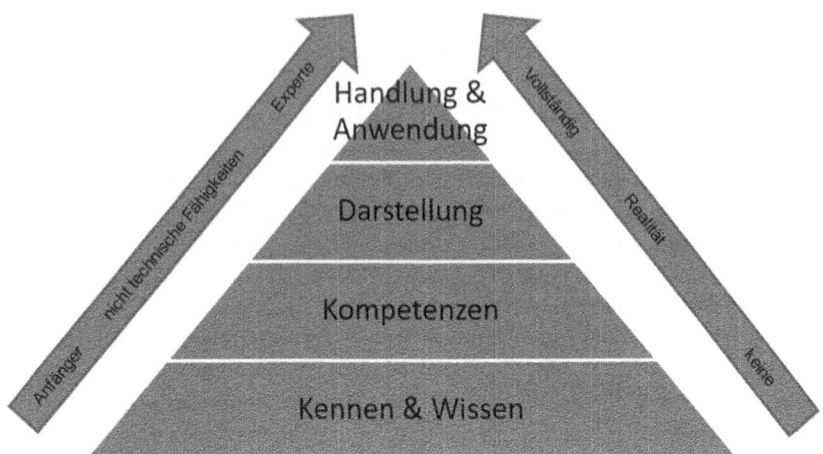

Abbildung 6.3 Kompetenzniveau nach Miller. (Quelle: Miller, 1990, nach Russo & Nickel, 2013, S. 122, eigene Darstellung)

Letztlich lässt sich sagen, dass ohne eine Art von Simulationspatienten oder Simulatoren kein gutes Szenario geschaffen werden kann. Es muss immer auf diese Möglichkeiten zurückgegriffen werden (Abbildung 6.3). Das Kompetenzniveau mit Simulationen richtet sich also nach dem Kennen und Wissen, bis hin zu der Handlung und Anwendung. Dieses zeigt, dass man durch Handlung und Anwendung zum Experten wird und die Realität vollständig gegeben ist, sodass der Einsatz von Mannequins oder auch SPs sehr realitätsnah sind und genutzt werden sollen, um zu einem kompetenzsteigernden Ergebnis zu kommen (Russo & Nickel, 2013, S. 12).

6.5   Anforderung an die Lehrenden

Damit die Methode des Skills-Labs funktionieren kann, müssen die Lehrenden eine Rolle einnehmen, die den Lernenden beim Verstehen und Verknüpfen helfen kann. Es ist „für eine Organisation wichtig, so wenig wie möglich dem Zufall zu überlassen" (Muijsers, 1997, S. 26). Ferner muss das Team gut organisiert sein und die Kommunikation muss reibungslos stattfinden können. Der Fertigkeitenunterricht muss somit an die personellen Bedingungen angepasst werden (Muijsers, 1997, S. 27).

Auch geht man im simulationsbasierten Lernen auf das konstruktivistische Konzept ein und nutzt dieses. So dient der Facilitator als Lernbegleiter und Moderator, um den Teilnehmer/innen das wissenschaftliche Wissen anzueignen. Dadurch eigene Wirklichkeiten konstruiert und sie setzen sich mit der Welt auseinander (Oelke & Meyer, 2013, S. 116; Radl et al., 2022, S. 39; Obermeier & Süßmann, 2022, S. 157).

„In der Durchführung der Simulation übernehmen die Lehrenden eine Schlüsselrolle" (Radl et al., 2022, S. 57). Im Skills-Lab übernehmen sie die Erstellung von verschiedenen Szenarien, sowie das Debriefing und verhelfen den Teilnehmer/innen zu einem Lernerfolg in dem Skills-Lab. Einer der Hauptaufgaben ist die Schaffung einer lernfördernden Umgebung (Radl et al., 2022, S. 57). Diese sollen so geschaffen sein, dass sie einen Anwendungskontext für das zu erwerbende Wissen bieten. Jene stellen die Lernenden oder Auszubildenden vor realistische und authentische Situationen und Probleme (Loewenhardt & Herzig, 2021, S. 8). Durch einen geschützten und realistischen Raum für die Lernenden kann die Angst vor negativen Erfahrungen minimiert oder sogar ausgelöscht werden (Schwermann & Loewenhardt, 2021 zit. nach Radl et al., 2022, S. 57).

Eine andere Hauptaufgabe ist die fachliche Anforderung der Lehrenden im Skills-Lab. Diese Personen oder ein Facilitator müssen ausreichende Fachkompetenz im Bereich der Simulation nachweisen können. So nehmen sie an Fachtagungen und Fortbildungen teil, um ihre Kompetenzen über aktuelle Entwicklungen und Neuerungen zu fördern und zu aktualisieren (Radl et al., 2022, S. 58; Gügel & Kern, 2021, S. 38; SimNAT Pflege, 2022, o.S.). Das bedeutet, dass die Lehrenden oder Facilitator dazu in der Lage sind, die Validität, Reliabilität und Relevanz der Szenarien im Skills-Lab einschätzen zu können. Nur durch alltägliche Szenarien innerhalb der Szenarienentwicklung können einen positiven Lerneffekt darstellen. Die Lehrenden müssen außerdem einschätzen können, in welcher Zeit und welches Szenario eingesetzt wird, um keine Unter- oder Überforderung zu schaffen (Radl et al., 2022, S. 58). Neben dem Fachwissen zur Theorie, müssen die Trainer/innen auch mit der Simulationstechnik vertraut sein. Video- und Audiotechniken, sowie der Einsatz von Debriefing-Geräten müssen klar sein und auch ohne Fehler genutzt werden können. Auch die Mannequins, müssen vom Personal innerhalb des Skills-Lab bedient werden können, was sich häufig als Herausforderung darstellt (Radl et al., 2022, S. 59). „Häufig ist es ein Learning-by-doing-Prozess, der unbedingt die Unterstützung der Einrichtung sowie technische Unterstützung durch IT-Expert*innen benötigt" (Radl et al., 2022, S. 59). Aus diesem Grund sollen Facilitator und Lehrpersonen innerhalb

des Skills-Labs verschiedene Fortbildungen, Kurse oder eine spezifische Simu-
lationsausbildung machen, um sich in der Simulation besser zurecht zu finden
(Radl et al., 2022, S. 58).

Bei der Implementierung spielt der Facilitator eine zentrale Rolle. Dieser muss
neben dem Fachwissen, ebenso als Multiplikator dienen, wobei das Simulationstraining im Skills-Lab bei den Lernenden, sowie dem Kollegium vertreten wird.
Dieser dient als Leitung. Somit spielt der Facilitator eine große Rolle bei der
Umsetzung, also der Implementierung, Planung, Vorbereitung, Durchführung und
Evaluation eine große Rolle. Weiter ist diese Lehrperson die Anlaufstelle für alle,
die im Simulationstraining innerhalb des Skills-Labs mitwirken. Auch für die
Beschaffung von Materialien ist diese Person verantwortlich. Letztlich beschäf-
tigt sich der Facilitator auch mit der Vernetzung. Er/Sie ist dafür zuständig, dass
Verbindungen und Vernetzungen mit anderen Einrichtungen geschaffen werden
und Neuerungen geschaffen werden (Gügel & Kern, 2021, S. 38).

Um diese Personen auf das Skills-Lab und das Simulationstraining vorzubereiten, sollten wie erwähnt Fortbildungen gemacht werden. Einmal gibt es
den Skillstrainer/in, welche eine Zusatzausbildung gemacht haben. Diese haben
Erfahrungen in der Planung, Durchführung und Nachbereitung von Skillstraining und Simulationen. Als Skillstutor/in werden Lehrende bezeichnet, die einen
Skillstrainer/in begleiten und als Tutor/in im Skillstraining tätig sind und die
Lernenden begleiten. Mikrofortbildungen können intern stattfinden, sodass auch
weitere Mitglieder/innen geschult werden können, um am simulationsbasierten Lernen im Skills-Lab teilnehmen zu können. „Der regelmäßige Besuch
von simulationsbasierten Fortbildungen und der Austausch im Netzwerks Sim-
NAT Pflege e. V. trägt zur kontinuierlichen Weiterentwicklung im Bereich des
simulationsbasierten Lernens bei" (Obermeier & Süßmann, 2022, S. 158).

6.6   Anforderung an die Lernenden

In den ersten drei Schritten der Skills-Lab-Methode sollen die Lernenden selbstständig mit verschiedenen Lehrmaterialien und in den Kleingruppen arbeiten.
Nicht nur die Lehrenden benötigen Anforderungen und Fähigkeiten, um in einem
Skills-Lab zielgerichtet und erfolgreich zu arbeiten. Auch die Lernenden müssen
verschiedene Fähigkeiten besitzen, die in diesem Kapitel kurz aufgeführt werden.

Einerseits sollen die Lernenden eine gute Arbeitsorganisation aufweisen.
Jedoch bringen nicht alle Teilnehmer/innen bringen dieselbe Arbeitsorganisation
mit sich. Es ist somit erforderlich, dass sie sich untereinander helfen. Aus diesem Grund wurde als Beispiel am BZGS eine Anwesenheitspflicht im Schritt

drei der Skills-Lab-Methode (Selbstständiges Üben) gefordert, die die Absprachen erleichtert haben (Frei Blatter & Ochsner Oberarzbacher, 2008, S. 126). Auch die Selbstmotivation ist ein wichtiger Aspekt, um sich auf die Szenarien im Skills-Lab einlassen zu können. So wird das Skills-Lab nicht als Ballast wahrgenommen, sondern als Bereicherung.

Die nächste Anforderung an die Teilnehmer/innen ist der „verantwortungsvolle Umgang mit zeitlicher Freiheit" (Frei Blatter & Ochsner Oberarzbacher, 2008, S. 126). Auf diese Weise lernen die Beteiligten das selbstgesteuerte Lernen untereinander, sowie ihre Zeit richtig einschätzen zu können.

Um das Szenario im Skills-Lab bewerten zu können, müssen die Lernenden einander kritisch beobachten. Nur durch Kritik können sie einander ein konstruktives Feedback geben. Dahingehend sind nicht nur die Facilitator wichtig, denn das Feedback eigener Mitglieder/innen wird oft als effektiver und nützlicher gesehen (Frei Blatter & Ochsner Oberarzbacher, 2008, S. 126).

Die letzte Fähigkeit, die die Lernenden mitbringen sollten, ist die Beschaffung von Literatur zur Lösung von Aufgaben (Frei Blatter & Oberarzbacher, 2008, S. 126). Auf diese Art und Weise lernen sie das selbstgesteuerte Arbeiten und fördern ihre Handlungskompetenzen.

6.7 Rahmenbedingungen von Simulationen

Neben den Anforderungen an die Lernenden und Lehrenden benötigt es noch allgemeine Rahmenbedingungen für die Umsetzung eines Skills-Labs/simulationsbasierten Lernens. Das Erlernen und Üben einzelner Skills geben den Auszubildenden die Chance, diese Skills durchzuführen, bevor diese in der Praxis umgesetzt werden müssen (Radl et al., 2022, S. 53). Im Abschnitt 6.4.1 wurde schon der Einsatz der Simulationspersonen beschrieben, die für die Umsetzung des Skills-Labs von großer Bedeutung sind. Diese werden in diesem Kapitel aus diesem Grund nicht weiter ausgeführt, auch wenn diese eine Rahmenbedingung für Umsetzung darstellt. In diesem Kapitel werden auf die räumlichen Voraussetzungen, sowie die technischen Voraussetzungen eingegangen.

„Es ist vielmehr abhängig von der didaktischen Vor- und Nachbereitung als von den räumlichen und technischen Möglichkeiten einer Pflegeschule" (Siebert et al., 2018, S. 64). Dennoch ist die räumliche Ausstattung für wichtig und unterstützt das Lernen im Skills-Lab (Gügel & Kern, 2021, S. 40). Als wichtig erwiesen haben sich Simulationsraum, ein Steuerungsraum, sowie ein Debriefing-Raum (Gügel & Kern, 2021, S. 40–41; Radl et al., 2022, S. 54–55; Obermeier & Süßmann, 2022, S. 156–157).

Beim Simulationsraum handelt es sich um den Raum, indem die Simulationen stattfinden. Diese sollten mit Betten, Monitoring, Pflegematerialien und Tischen und Stühlen ausgestattet sein, sodass eine reale Umgebung aus der Praxis nachgeahmt werden kann (Radl et al., 2022, S. 54; Obermeier & Süßmann, 2022, S. 156). Zusätzlich sollten die Facilitator die Mannequins unterbringen oder die SP's briefen und diese in Position bringen. Innerhalb dieser Simulationen können Requisiten wie zum Beispiel Teetassen, Zeitschriften, Mobiltelefone und ähnliches zum Einsatz kommen, um die Situation noch realitätsnaher durchzuführen (Gügel & Kern, 2021, S. 41). Neben diesen Ausstattungen sollten diese Simulationsräume durch ein Audio- und Videosystem verfügen, um die Übertragung zu gewährleisten (Radl et al., 2022, S. 54).

Wie schon erwähnt muss es eine Räumlichkeit geben, die das Geschehen während der Simulation beobachtbar macht: der Steuerungsraum. Dort werden die Simulationen von Lehrenden beobachtet und die Mannequins gesteuert. Hier werden Steuerelemente, sowie Bildschirme, über die die Übertragung läuft, geboten. „Im besten Fall befinden sich der Steuerungsraum in unmittelbarer Nähre zum Simulationsraum, um ein effizientes Arbeiten zu ermöglichen" (Radl et al., 2022, S. 54).

Letztlich hat sich ein Debriefing-Raum als sehr nützlich erwiesen (Gügel & Kern, 2021, S. 40–41). Hier wird durch das Audiosystem und das Live-Video übertragen, sodass dieser Raum auch als Beobachtungsraum fungieren kann. In diesem Raum findet nach dem Szenario das Debriefing statt. Dieser sieht aus wie ein Seminarraum, der mit Stühlen und Tischen gefüllt ist. Passende Anordnungen der Tische verhelfen zu fördernder Kommunikation und Diskussion (Radl et al., 2022, S. 55).

Neben den Räumlichkeiten ist auch die technische Ausstattung für ein wirksames Training wichtig. Dies Räume sollen wie schon erwähnt ausgestattet sein, wie in der hiesigen Klinik. Das bedeutet, dass Monitoring, Druckluft- und Sauerstoffanschluss, Patientenbetten, Stromversorgung und andere Medizinprodukte vorhanden sein sollen (Obermeier & Süßmann, 2022, S. 157). „Wenn es zur täglichen Arbeit gehört, den Blutdruck (…) zu ermitteln, sollte dies auch in der Simulation möglich sein. Werden passive Übungen (…) durchgeführt, muss der Simulator diese Funktion erfüllen" (Radl et al., 2022, S. 55). Ist dies nicht möglich, sollen SP's genutzt werden. Auch eine Videoanlage, sowie ein Audiosystem sollte als technische Ausstattung angebracht sein, um Bild, Sprache und Daten auswerten und im Debriefing auf das Material zurückgreifen zu können (Obermeier & Süßmann, 2022, S. 157; Radl et al., 2022, S. 55). Die Bedienung dieser Techniken sollte einfach sein, sodass das Szenario nicht beeinflusst wird. So ist die Fortbildung zur Technik ein unumgängliches Muss (Radl et al., 2022, S. 55).

6.8   Zielsetzung des Skills-Lab-Konzepts

In diesem Kapitel wird die allgemeine Zielsetzung eines Skills-Labs kurz beschrieben. In Kapitel neun wird noch detaillierter auf die Chancen von Lernenden, Lehrenden und die Institution eingegangen. Ein Skills-Lab wurde aufgrund von verschiedenen Zielsetzungen entwickelt. Es hat das Ziel, dass eine Verbesserung von klinisch-praktischen Fertigkeiten stattfindet (Bugaj & Nikendei, 2016, S. 2). Mit der Lernpyramide nach Miller können insgesamt vier Kompetenzstufen durch ein Skills-Lab erreicht werden. Diese Ziele in der Ausbildung der generalistischen Pflegeausbildung wären:

- Knows
- Knows how
- Shows how
- Does (Bugaj & Nikendei, 2016, S. 5; Russo & Nickel, 2013, S. 122)

Das Skills-Lab bezieht sich auf das dritte Kompetenzlevel, sodass die Teilnehmer/innen in einer realitätsnahen Umgebung ihre Kompetenzen zeigen, wie es in der Wirklichkeit wäre.

Allgemein ist die Zielsetzung des Skills-Lab verschiedene Kompetenzen innerhalb der Ausbildung zu entwickeln, „die bislang ausschließlich in den Praxiseinsätzen während der Ausbildung bzw. des Studiums [...] erworben werden konnten [...] (Loewenhardt & Herzig, 2021, S. 6). Dahingehend kann es zu einem besseren Lernorttransfer kommen. Die Lernenden werden unterstützt, um fachliche, personelle, soziale und methodische Kompetenzen zu entwickeln, sodass im realen Umfeld die Sicherheit gegenüber Patient/innen geboten werden kann (Loewenhardt & Herzig, 2021, S. 6). Das Skills-Lab dient als geschützter Raum, sodass die Lernenden die Möglichkeit haben, die Skills zu wiederholen und einzuüben, sodass eine Handlungsroutine entstehen kann (Schindele et al., 2020, S. 546; Loewenhardt & Herzig, 2021, S. 6). Ferner lernen die Teilnehmer/innen im Skills-Labs die Unterschiede zwischen den sozialen und psychomotorischen Fähigkeiten in der Pflege. Auch verstehen sie mit der Zeit den Zweck vom Skills-Lab und simulationsbasierten Lernen, sodass sie geschützt Lernen und Fehler machen dürfen. Aneinander und miteinander zu üben steigert, wie bereits erwähnt, die soziale Kompetenz, sodass die Scheu vor dem Schauspielern verloren geht (Muijsers, 1997, S. 20). Darüber hinaus muss auch erwähnt werden, dass die Lernenden die Transfermöglichkeiten vom Wissen ins das Handeln verstehen und benutzen, sodass der Fokus auf dem Theorie-Praxis-Transfer liegt (Muijsers, 1197, S. 20; Schindele et al., 2020, S. 546).

Insgesamt kann man sich Meyer (2013, S. 56) anschließen, dass Simulation eine Möglichkeit ist, „neue Dinge in einer sicheren Umgebung zu üben und vor allem selber zu erleben. Die Aktivität des Lernenden in der Simulation als eine der wichtigsten Voraussetzungen für ein nachhaltiges Lernen wird nur durch die Realität übertroffen. Darüber hinaus können gerade soziale Aspekte nirgendwo auch nur ansatzweise so effektiv geübt werden".

Einbettung des Skills-Labs in das Curriculum

7

Ein Curriculum ist ein Dokument, dass festlegt, welche Lernergebnisse im Unterricht zielführend sind. „Curricula bestimmen je nach Festlegungsgrad, Lernziel, Lerninhalte, Lernmethoden und Methode zur Überprüfung des individuellen Lernerfolges, bezogen auf ein Bildungs- oder Ausbildungsgang" (Knigge-Demal, 2001, S. 42). Curriculare Bildungsinhalte sind durch drei Kriterien geleitet, die sich in der Curriculumentwicklung wiederfinden sollen:

1. Bildungsinhalte müssen durch die Fachwissenschaften legitimiert sein
2. Diese müssen Fähigkeiten vermitteln, die zum Verständnis der jeweiligen Kultur befähigen
3. Inhalte müssen sich dahingehend auszeichnen, dass die Fähigkeit besteht, spezifische Lebenssituationen und des privaten und öffentlichen Rechts bewältigen zu können (Knigge-Demal, 2001, S. 43)

Ferner gibt es verschiedene Arten von Curricula – das Offene und das Geschlossene. Das offene Curriculum zeigt einen weiten Festlegungsgrad, sodass lediglich Leitziele gestellt werden. Sie bieten den Lehrenden Gestaltungsspielräume. Jedoch wird eine Vergleichbarkeit zu anderen Bildungsgängen nicht konkret gegeben. Das geschlossene Curriculum ist sehr konkret. Unterrichtsplanungen sind hier festgelegt und standardisiert. Hier wird die Vergleichbarkeit weitestgehend gegeben, jedoch ist die Realisierung einiger Ziele erschwert (Knigge-Demal, 2001. S. 42–43).

Nach Knigge-Demal (2001, S. 45) gibt es einen Konstruktionsprozess eines Curriculums, welches in vier Konstruktionsphasen gegliedert ist. Diese werden in Abbildung 7.1 beschrieben.

© Der/die Autor(en), exklusiv lizenziert an Springer Fachmedien Wiesbaden GmbH, ein Teil von Springer Nature 2024
N. Dumstorff, *Skills-Lab als dritter Lernort*, Forschungsreihe der FH Münster,
https://doi.org/10.1007/978-3-658-46160-7_7

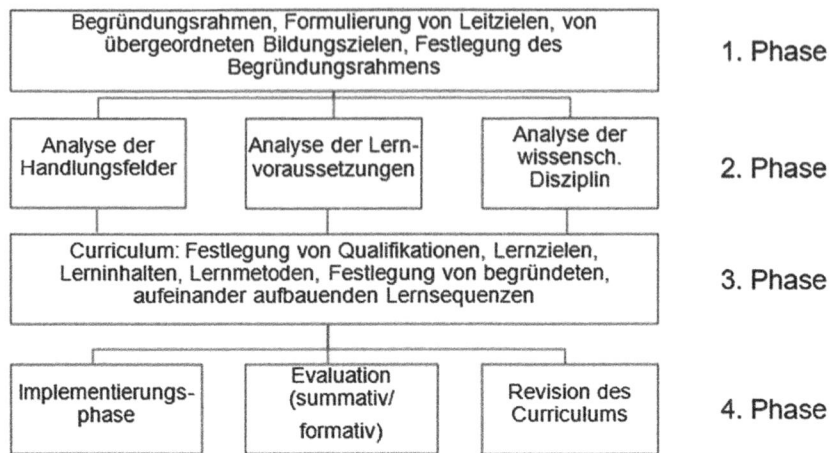

Abbildung 7.1 Konstruktionsphasen eines Curriculums. (Quelle: Knigge-Demal, 2001, S. 45, eigene Darstellung)

Um ein Curriculum sinnvoll zu entwickeln, stehen die Konstruktionsphasen von Knigge-Demal (2001, S. 45) zu Verfügung. Diese können mit verschiedenen Aspekten erweitert werden, sodass eine praxisnahe Bearbeitbarkeit ermöglicht wird. Ein Curriculum soll keine Unterrichtsplanung sein und somit zu detailliert sein. Vielmehr soll es im Sinne eines offenen Curriculums sein, um den Lehrenden die Handlungsfreiheit zu geben (Prescher & Hanekamp, 2019, S. 18). Dieses ist in der Praxis zwar sehr aufwändig, kann jedoch durch mögliche Unterrichtsreihenverläufe zu weniger Aufwand führen und mit Beispielen versehen werden. Nach &53 PflBG wurde die Rahmenlehrpläne zum Pflegefachmann und Pflegefachfrau gegeben, an denen das Curriculum anknüpfen muss (Bundesinstitut für Berufsbildung, 2020, S. 7). Es sollten somit Lernziele formuliert werden. „Feinziele sollten dagegen nicht Gegenstand eines Curriculums sein, da dies die Perspektive der Unterrichtsplanung einer einzelnen Unterrichtseinheit ist" (Prescher & Hanekamp, 2019, S. 19). Grobziele sollten jedoch innerhalb der Kompetenzziele formuliert werden. Auch Disziplin ist ein wichtiger Begriff bei der Curriculumentwicklung. Hier müssen verschiedene Dimensionen miteinander in Beziehung gesetzt werden, sodass Einsatzgebiete, Ziele, Module, Leistungsnachweise und Zuordnungen des Dienstet zusammengeführt werden (Prescher & Hanekamp, 2019, S. 20). Diese Bausteine sollten knapp dargelegt werden, da umfassende Themenwahlen und Ziele zu Verwirrung der Lehrenden führen.

Im Aufbau der Module finden Prescher und Hanekamp (2019, S. 21) verschiedene Kriterien, die beim Aufbau helfen sollen

- Pädagogischen Grundverständnis
- Struktureller Aufbau
- Praxisbezug
- Offenheit des Curriculums
- Evaluation
- Übertragbarkeit

Hier wird beschrieben, dass der Praxisbezug innerhalb der Module nicht fehlen darf, sodass das Curriculum auch auf das Skills-Lab angepasst werden sollte. Feilhuber und Süßmann (2022, S. 86–87) beschreiben, dass ein Curriculum an der Pflegeschule in Passau implementiert wurde, dass sich mit der Methode PBL beschäftigt. Hier wurden passend zu den Lehrinhalten verschiedene Skills-units geplant, die in verschiedenen Modulen durchgeführt wurden. In jedem Ausbildungsdrittel werden an der Pflegeschule Passau Blockaufgaben, Vorlesungen und Skillstrainings hinterlegt, um den Lernenden die Methode näher zu bringen und das Können zu überprüfen. Dieses Curriculum hält sich an die Grundlage des Rahmenlehrplans. Durch dieses Curriculum werden die Kompetenzen der Lernenden gesteigert und durch Einbezug verschiedener Wissensbereiche, wie Medizin und Sozialwissenschaften ein Transfer geschaffen, um die Fachdisziplinen in Beziehung zu setzen (Feilhuber & Süßmann, 2022, S. 87). Es „zeigen Rückmeldungen aus der Praxis, dass die Auszubildenden mit PBL-Curriculum vieles kritischer hinterfragen und zur Bearbeitung pflegerischer Probleme selbstständig in die Recherche gehen" (Feilhuber & Süßmann, 2022, S. 88). Solche Curricula wecken das Interesse der Lernenden und das Wissen und die Erlernten Fähigkeiten können so im praktischen Sinne direkt gefestigt werden (Bugaj & Nikendei, 2016, S. 5–6).

Zusammenfassend ist es wichtig, das Skills-Lab oder auch das problembasierte Lernen in das Curriculum miteinzubeziehen. Aus Sicht der Autorin ist es schwierig eine gewisse Balance zwischen Vorlesungen, Praxis und Skillstraining zu halten. Denn es kann zu komplexen Themen führen, die die Lernenden entmutigen (Bugaj & Nikendei, 2016, S. 6). Diese Art des Curriculums bietet jedoch aus Sicht der Autorin offene Wege, die Theorie mit der Praxis zu verknüpfen. Ohne angepasste Curricula kann das Training im Skills-Lab untergehen oder nicht sinnvoll genutzt werden, da eine entschiedene Beschreibung im Curriculum ausbleibt. Natürlich ist es viel Arbeit ein solches Curriculum zu entwickeln, da es

Lehrende geben kann, die nicht von Solchen Ideen überzeugt sind. Ferner müssen alle Lehrkräfte geschult werden und das Konzept des Skills-Labs verstehen. Geeignete Rahmenbedingungen müssen angepasst werden, sodass kein Personal- oder Raummangel herrscht. Dennoch kann das Lernen professions- und settingübergreifend stattfinden, sodass die Qualität der generalistischen Ausbildung gesteigert wird (Feilhuber & Süßmann, 2022, S. 88).

Objective structured clinical examination

In den vorherigen Kapiteln wurde darauf eingegangen, wie es im Rahmen des Skills-Labs gelingen kann, diese in die generalistische Pflegeausbildung zu integrieren und welche Chancen und Herausforderungen das Skills-Lab für die Lernenden, Lehrenden und die Institution hat. In diesem Kapitel wird aufgezeigt, wie die Kompetenzen überprüft werden können. Nikendei und Jünger (2006, S. 2) beschreiben, dass sich die OSCE als praktisches Überprüfungsinstrument erweist. So können klinisch-praktische Fertigkeiten überprüft und geprüft werden.

N. Dumstorff, *Skills-Lab als dritter Lernort*, Forschungsreihe der FH Münster, https://doi.org/10.1007/978-3-658-46160-7_8

8.1   Definition OSCE

Die OSCE wurde in den 70er Jahren von Harden et al. für die Ausbildung
von Medizinern entwickelt. Um klinische Fertigkeiten zu überprüfen, wurde das
Prüfungsformat OSCE als erstes an der Dundee Universität in Schottland durchgeführt (Schlegel, 2008, S. 183; Nikendei & Jünger, 2006, S. 2; Pippel, 2022,
S. 215). Bei der OSCE durchlaufen die Lernenden einen Prüfungsparcours mit
verschiedenen Prüfungsstationen, an denen sie ihre klinischen und praktischen
Skills beweisen müssen. Die Prüfer/innen haben verschiedene Checklisten, die
ihnen zur Verfügung stehen, um die Lernenden zu prüfen (Nikendei & Jünger, 2006, S. 2). Mit dieser Prüfungsform können Ziele besser formuliert und
das Wissen der Lernenden umfangreicher getestet werden. Zudem ermöglicht
die OSCE mehr Objektivität und verbessert die Entscheidungsgrundlage für die
Notenvergabe und bot eine bessere Rückmeldemöglichkeit an die Lernenden
(Harden et al., 1975 zit. nach Beyer et al., 2016, S. 194). Die einzelnen Prüfungsstationen beinhalten unterschiedliche Szenarien, wo die Lernenden anhand von
Interaktionen mit beispielsweise SP's überprüft werden (Schlegel, 2008, S. 183).

Im deutschsprachigen Raum wird die OSCE am Bildungszentrum Pflege in
Bern seit mehreren Jahren genutzt. In Zürich am ZAG wurde die OSCE ebenfalls
eingeführt und seit 2007 genutzt (Schill, 2015, S. 2).

In diesem Kapitel ist sowohl die Planung als auch die Vorbereitung, der
Ablauf und die Auswertung der OSCE beschrieben. Am Ende dieses Kapitels
wird auch ein kurzes Fazit zur OSCE gezogen, um die Wirksamkeit durch
Vor- und Nachteile darzustellen. Zu diesen Unterkapiteln gehören vor allem
die Planung zur Prüfungserstellung, die Stationen, die von den Kandidat/innen
durchlaufen werden, der Zeitplan der erstellt werden muss, die erforderlichen
Ressourcen, die für eine komplikationslose Prüfung bereitgestellt werden müssen,
die Kompetenzförderung sowie die Bewertung und das Feedback.

8.1.1   Planung und Vorbereitung

Das Planen einer OSCE ist aufwändig und benötigt viel Aufmerksamkeit, damit
vor allem Kompetenzen gefördert werden. Zur Planung gibt es nach Schlegel &
Shaha (2007, S. 774–775) sechs Schritte, die durchgeführt werden sollen, die in
Abbildung 8.1 dargestellt werden.

Als erstes wird mit einem Blueprint begonnen. Es ist wichtig, dass mit der
Planung und Organisation früh zu beginnen, da auch Ausfälle von Prüfer/innen
und SP's bestehen kann (Schlegel & Shaha, 2007, S. 775). Hierbei werden

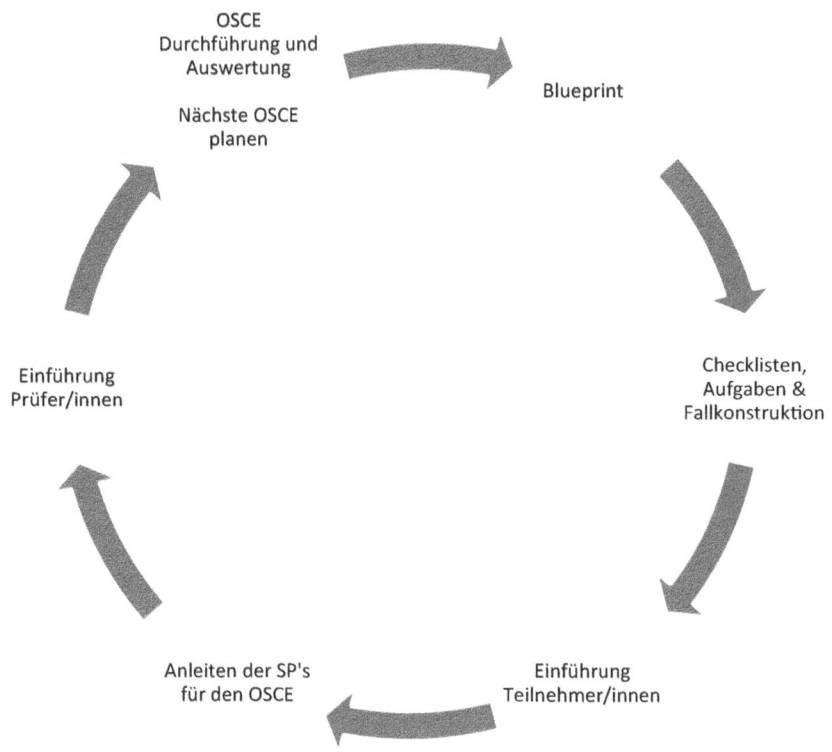

Abbildung 8.1 Planung einer OSCE. (Quelle: Schlegel & Shaha, 2007, S. 774, Eigene Darstellung)

durch die Lehrpersonen verschiedene Kompetenzen ausgewählt, welche innerhalb der OSCE überprüft werden sollen (Schlegel & Shaha, 2007, S. 774). Dieses geschieht in enger Zusammenarbeit mit den Lehrenden, die den theoretischen Unterricht leiten. Anhand von Nikendei & Jünger (2006, S. 3) wurde ein Beispiel zu einem Blueprint in der Tabelle 8.1 zur Veranschaulichung entwickelt.

Der Blueprint zeigt auf, dass die verschiedenen Schlüsselprobleme repräsentiert werden können.

Damit die Prüflinge gleich behandelt werden im Vorfeld Checklisten ausgearbeitet, um die Transparenz in der Prüfung zu gewähren. An jeder Station sitzt eine Lehrperson, die dann kohärent mit den Checklisten prüfen kann (Schlegel, 2008, S. 185). Neben den ausgearbeiteten Checklisten werden Fälle konstruiert, die kurz

Tabelle 8.1 Blueprint Nachstellung für die Pflegeausbildung. (Quelle: Nikendei & Jünger, 2006, S. 3, Eigene Darstellung)

Pflegefachmann/ -frau	Ausscheiden	Bewegung	Therapie mitwirken
Inhalt der Stationen	Dauerkatheter legen	Bett – Rollstuhltransfer	Infusion richten
Praktische Fertigkeiten	+	+	+
Kommunikation	+	+	
Theoretisches Wissen	+	+	+
Haltung, Ethik	+		
Wissenstransfer	+	+	+

gehalten werden sollten, damit die zu Prüfenden die Fallsituation schnell verstehen und Handeln können. Außerdem sollen die Fälle innerhalb der Stationen den gleichen Zeitaufwand mitbringen, damit der Kreislauf nicht gestört wird. Fünf bis sieben Minuten sind ausreichend, um pflegerische Handlungen zu erfassen und umzusetzen. Komplexe Situationen können durch eine doppelte Handlungslänge angegeben werden, sodass auch Evaluationen mit Patient/innen stattfinden können (Krebs, 1999, S. 148).

Auch die SP's werden eingewiesen, damit sie immer die gleichen Rollen spielen und die Teilnehmer/innen die gleiche Ausgangspunkte haben (Schlegel & Shaha, 2007, S. 775). Die standardisierten Patient/innen dürfen keine negativen Ergebnisse im Krankenhaus vollzogen haben, um keine eigene Lebensgeschichte einzubringen (Schlegel, 2008, S. 187). Jedoch ist es wichtig die richtigen Schauspieler im OSCE zu wählen, da ausbildete Schauspieler oft zu viel reden und ihre Kunst zum Schauspielern mehr vertiefen als Laienschauspieler. Allerdings können ausgebildete Schauspieler eine Rolle öfter spielen, ohne dass es ihnen schwerfällt. (Schlegel, 2008, S. 187; Schlegel & Shaha, 2007, S. 775).

„Die beteiligten Prüfer/innen müssen so früh wie möglich benachrichtigt werden, damit sie am OSCE Datum abkömmlich sind" (Schlegel & Shaha, 2007, S. 775). Damit die Prüfer/innen geschult und angeleitet werden können, müssen diese ebenfalls vorher für die Stationen eingeteilt werden.

Somit wird ein Plan angelegt, der aufzeigt, in welchen Räumen sich die genauen Stationen befinden. Auch ein Warteraum für die Teilnehmer/innen und für die Pausen wird bereitgestellt, sowie eine Räumlichkeit für die SP's. Für jede

Station muss wie erwähnt eine Checkliste vorliegen, die zum Beispiel die Ausstattung, wie ein Bett, Tisch, Sessel etc. und Pflegematerialien beinhaltet. Auch Reservematerial muss vorliegen. Auch eine klare Beschilderung der Stationen muss vorliegen. Beurteilungsinstrumente sollen transparent sein und in jedem Fall für jeden Lernenden gleich. Der Verantwortliche sollte am Vortag der Prüfung die Stationen kontrollieren, um keine Fehler zu machen (Krebs, 1999, S. 166–167).

8.1.2 Ablauf

Nach der Vorbereitung einer OSCE folgt der Ablauf. Der Beginn und das Ende der Prüfungszeit kann mit einem Signalton veranlasst werden (Nikendei & Jünger, 2006, S. 5). Nach dem Blueprint und der Entwicklung der Fälle und Checklisten werden die Studierenden eingeführt. Es erfolgt ein Briefing der Lernenden, um ihnen die Organisation und den Ablauf zu erläutern (Schlegel, 2018, S. 6–7). Den Lernenden wird beispielsweise die Fallsituation vorgelesen, oder sie erhalten einige Minuten, um die Konstruktion selbst zu lesen (Nikendei & Jünger, 2006, S. 5). Die Prüfenden sind außerhalb des Simulationsraumes und schauen sich die Prüfung an und bewerten diese anhand der Checkliste, die im Vorfeld erarbeitet wurde. Nachdem der Signalton ertönt, endet die Prüfung und die Teilnehmer/innen erhalten ein kurzes Feedback und verlassen den Raum, um in die nächste Prüfung zu gehen. Die Prüfenden geben innerhalb dieser Zeit die Punkte an die Prüflinge und stellen die nächste Ausgangslage für den nächsten Prüfling wieder her (Nikendei & Jünger, 2006, S. 5). Die Zeit muss vollständig eingehalten werden, damit es zu einem geordneten Ablauf kommen kann (Krebs, 1999, S. 167).

Dent und Harden (2005, zit. nach Schlegel, 2008, S. 187–188) beschreiben für einen reibungslosen Ablauf verschiedene Aspekte, die zu gewährleisten sind:

- Alle Stationen haben die gleiche Zeitangabe
- Ersatzprüfer/innen und Ersatzinstruktor/innen werden eingeplant
- Ersatzmaterial steht zur Verfügung
- Zusätzliches Personal steht zur Verfügung, um den Teilnehmer/innen Hilfe anzubieten
- Falls ein Teilnehmer/in ausfällt, wieder dieser mit „fehlender Teilnehmer/ Teilnehmerin" gekennzeichnet
- Die zu Prüfenden bleiben im Zimmer, bis das Signal zum Beginn oder zum Beenden erklingt

- Damit der Prüfungsinhalt nicht weitergetragen wird, werden die Geprüften separiert
- Ein Signalton, der in allen Räumen gut hörbar ist, soll bereitgestellt werden und die Person, die diesen betätigt muss zuverlässig sein, damit die Zeiten dieselben bleiben

Nach diesen Stationen können die Prüflinge ein kurzes Feedback erhalten, welches sie als hilfreich und wenig störend empfinden (Nikendei & Jünger, 2006, S. 3).

8.1.3 Auswertung und Evaluation

Durch die OSCE-Prüfung können Defizite erkannt und korrigiert werden, wodurch es zu einer Verbesserung der Fähigkeiten und Fertigkeiten führen. Mit Hilfe dieser Prüfung kann erkannt werden, ob die Lernenden ihre zukünftige Arbeit kompetent ausführen können oder nicht (Schlegel & Shaha, 2007, S. 773). Nach der Durchführung folgt die Auswertung der Prüfung. Diese beinhaltet die Strenge der Prüfer/innen pro Posten, sowie Rückschlüsse auf den Unterricht, die gezogen werden können. Ferner wird auf die Elimination von Items oder Posten aufgrund psychometrischer Analysen eingegangen. Auch Schwierigkeitsausgleiche durch Vergleichen der Gruppen werden gestellt (Schlegel, 2006, S. 188). Meistens wird die Prüfung als formative Prüfung eingesetzt, sodass diese dazu dient, den Lernenden ein konstruktives Feedback zu geben, um den Könnens- und Wissensstand zu ermitteln und zu verstehen (Nikendei & Jünger, 2006, S. 3).
Anschließend erfolgt eine schriftliche Evaluation, die zur Qualitätssicherung und -evaluation der OSCE-Prüfung führt. Hierbei kommt es oft zu positiven Feedbacks der Teilnehmer/innen (Schrauth et al., 2005, S. 3).

8.2   Vor- & Nachteile einer OSCE

Die OSCE-Prüfung bietet einige Vorteile, sowie auch Nachteile in der generalistischen Pflegeausbildung. Ein Vorteil dieser ist die Struktur, die diese Prüfung bietet. Sie läuft immer gleich ab, und wird zeitaufwändig geplant, sodass im Regelfall keine Komplikationen stattfinden (Schlegel, 2018, S. 4). Die Objektivität wird so gefördert, dass durch die Checklisten verschiedene Messpunkte gegeben werden, um keine subjektive Meinung zuzulassen. Laut der Autorin ist es unter anderem sehr wichtig, praktische und realitätsnahe Problemsituationen zu bearbeiten, um eine Vorbereitung für die Praxis zu schaffen. Nur durch praktische Fertigkeiten können die Lernenden in der Pflege glänzen und im Umgang mit verschiedenen Skills sicherer werden.

Durch den Transfer des theoretischen Wissens in die Praxis, macht es den Lernenden in der Regel viel Spaß eine andere Art des Lernens kennenzulernen (Nikendei & Jünger, 2006, S. 7). „Dent und Harden (2005) halten fest, dass Kompetenzen Wissen, Fähigkeiten und Haltung bei der Durchführung einer Aufgabe zusammen bringen" (Schlegel, 2008, S. 181). Aus Sicht der Autorin überwiegen jedoch die Nachteile in dieser Prüfung, die im Folgenden näher erläutert werden.

Nachteile sind, dass trotz Checklisten einige Komplikationen auftreten können. Gründe können sein, dass sich Prüfer/innen den Checklisten widersetzen und in ihrem eigenen Sinne handeln. Außerdem können Checklisten auch schlecht formuliert sein, sodass verschiedene Punkte unterschiedlich verstanden werden können (Schlegel, 2018, S. 15). Außerdem können die Lernenden verschiedene Schwerpunkte legen, die aufgrund von Routine entstehen und diese Punkte für die Teilnehmer/innen klar sind.

Ein weiterer Nachteil ist der Kostenaufwand. Dieser ist nach Ansicht der Autorin sehr hoch und kann nicht durch Standardisierung gesenkt werden. Auch wenn der Kostenfaktor sinkt, nachdem alles angeschafft und platziert wurde, können sich einige und vor allem kleine Schulen einen solchen Aufwand nicht leisten. Das gleiche gilt für die räumliche Ausstattung. Nicht jede Schule hat eine große räumliche Aufteilung, in der so viele verschiedene Räume genutzt werden können. Diese Räume können aus Sicht der Autorin nicht einfach ohne riesigen Kostenaufwand dazu gebaut werden.

Die OSCE-Prüfung ist weiter auch sehr zeit- und planungsaufwändig (Schlegel, 2008, S. 188). Bei fortschreitender Standardisierung kann sich dies bessern, jedoch ist dies niemals mit wenig Zeitaufwand verbunden. Die Autorin betont, dass zwar die Pläne nicht immer neu konstruiert werden müssen, jedoch die Vorbereitung der Stationen, sowie das Briefing der Lehrenden, also Instruktor, sowie der SP's sehr zeitaufwändig ist. Man muss davon ausgehen, dass sich immer neue Schauspieler und Lehrende auf diesem Gebiet befinden, sodass das Briefing stetig neu stattfindet und man diesen neuen Teilnehmer/innen das gesamte OSCE erklären muss, bevor sie daran teilnehmen. Ist dies nicht der Fall, kann die vorgegeben Zeit laut der Autorin nicht eingehalten werden. Dadurch kann nicht jeder Teilnehmer eine transparente Prüfung ablegen.

Auch für die Lernenden innerhalb der generalistischen Pflegeausbildung werden verschiedene Unsicherheiten angemerkt. Sie empfinden eine OSCE-Prüfung häufig als einen großen Stressfaktor (Pippel, 2022, S. 219), da diese Prüfung unter anderem noch nicht mit großer Freude in die Ausbildung implementiert ist und ein kurzes Briefing hier nicht reicht. Auch die Unsicherheit innerhalb der Prüfung verstärkt sich (Pippel, 2022, S. 219). Von Studierenden oder Auszubildenden wird nach Ansicht der Autorin die Stationen als zu viel empfunden. Es sind verschiedenen Stationen mit unterschiedlichen Thematiken. Diese können häufig zu Verwirrung führen und die Unsicherheit innerhalb der Prüfung verstärken. Denn neben einer Prüfungssituation, die oft zu Ängsten führen kann, kommen verschiedene Situationen hinzu, die zu weit gefasst sind, sodass nicht die Kompetenzförderung mehr im Vordergrund steht, sondern das Durchkommen durch diese Prüfung. Um Kompetenz zu fördern, sollte laut der Autorin ein Schwerpunkt einer Thematik gesetzt werden, um das Wissen zu vertiefen wird und zu festigen. Ein Schauspiel kann immer im gewissen Maße zu einer großen Freude und Kompetenzförderung kommen, doch nach zu viele Stationen mit Schauspielcharakter fühlen sich Lernende aus Sicht der Autorin als Schauspieler und die Problemsituationen zeigen kein reales Pflegehandeln für die Teilnehmer/innen.

Auch der Mangel an Kontext ist logistisch herausfordernd (Schlegel, 2008, S. 189). Die OSCE-Szenarien sind oft isolierte Aufgaben, die Fähigkeiten und Fertigkeiten anhand von stark festgelegten Zielen zur Kompetenzförderung darstellen (Schlegel, 2008, S. 183). So kann laut Autorin nicht die vollständige Fähigkeit des Prüflings widergespiegelt werden, da jedes Individuum einen anderen Schwerpunkt setzen könne. In einem Skills-Lab mit einer Simulationssituation werden auch Kompetenzen festgelegt, die jedoch lange im Debriefing miteinander diskutiert werden können, sodass der Schwerpunkt variabel ist und man anhand einer einzigen Situation mehrere Kompetenzen fördern und vertiefen kann. So sollte auch eine OSCE-Prüfung sein. Neben diesen Nachteilen stellt die Autorin einen für sie weiteren letzten Nachteil heraus. Obwohl Bemühungen unternommen werden, die Bewertungskriterien anhand von Checklisten zu standardisieren, bleibt die Bewertung oft subjektiv. Durch Emotionalität und die eigene Meinung gegenüber einer Person kann die Bewertung ungerecht werden. Ferner können auch Prüfer unterschiedliche Meinungen zu der Leistung des Prüflings haben und interpretieren, was zu Variabilität innerhalb der Ergebnisse führen kann.

Letztlich lässt sich sagen, dass die Simulation als Prüfungsmethode wenig Sinn ergibt. „Da Fehler zwangsläufig zu einer schlechteren Note führen würden, widerspricht dieser Ansatz der Schaffung einer Simulationskultur in der Ausbildung" (Radl et al., 2022, S. 28).

Chancen und Herausforderungen des Skills-Labs

Das folgende Kapitel zeigt die Ergebnisse der Chancen und Herausforderungen der Lernenden, Lehrenden, sowie der Institution. Dieser Ergebnisse stammen aus verschiedenen Publikationen und Studien. Zur besseren Veranschaulichung zeigt sich ein Wechsel zwischen Chancen und Herausforderungen und zieht sich durch die Lernenden, dann die Lehrenden und zuletzt durch die Institution. Letztlich wird zur Übersicht jeweils eine Tabelle zu den Chancen und Herausforderungen dargestellt.

9.1   Chancen Lernende

Anhand der folgenden Ergebnisse wird deutlich, dass die Anwendung eines Skills-Labs viele Chancen für die Lernenden darstellt. „Skillstraining bietet den Studierenden die Möglichkeit, komplexes berufliches Handeln und Verhalten in einem konstruierten Setting zu üben und diverse Handlungsalternativen auszuprobieren – im geschützten Rahmen" (Schroeder, 2008, S. 31). Vor allem die Übungen innerhalb des geschützten Rahmens ist ein großer Vorteil des simulationsbasierten Lernens und des Skillstraining. Durch das Skills-Lab werden auch Patient/innen vor Gefährdungen geschützt (Riedo, 2006, S. 41; Rothgeb, 2008, S. 490). Vor allem die Patientensicherheit ist ein relevantes Thema (Loewenhardt & Herzig, 2021, S. 14; Henn, 2022, S. 66). Auch Van Geest und Cummins (2003) führten eine Studie zur Patientensicherheit durch. Diese Studie zeigte, dass durch eine Nachtstellung realer Szenarien Pflegende und Lehrende immer komplexer arbeiten konnte, sodass die Patientensicherheit immer größer wurde. Ferner wurden auch immer weitere Fehler adäquat vermieden (Van Geest & Cummins, 2003, S. 11; Schindele et al., 2021, S. 39). Auch in der Studie von McCaughey und

N. Dumstorff, *Skills-Lab als dritter Lernort*, Forschungsreihe der FH Münster, https://doi.org/10.1007/978-3-658-46160-7_9

Traynor (2010) und Silvia (2013) zeigte sich, dass zu 95% die Patientensicherheit durch High-fidelity-Simulationen gesteigert wird (Loewenhardt & Herzig, 2021, S. 13–14). Zudem wird eine gesteigerte Motivation der Auszubildenden beobachtet, was mit dem vorhandenen Praxisbezug und dem möglichen Feedback einher geht. Dadurch wird die Motivation zum Selbststudium und zum Engagement des Berufes gefördert (Schewior-Popp 2005, S. 150; Muijsers 1997, S. 12; Nikendei et al., 2005, S. 1137).

Neben der Patientensicherheit ist das Lernen im Skills-Lab ein Highlight in der Ausbildung für die Lernenden. Es ist eine positive Erfahrung und bleibt den Lernenden im Gedächtnis, da eine Vielfalt an Möglichkeiten gibt, die Szenarien darzustellen (Schlegel, 2022, S. 255). Zudem wird durch die verschiedenen Szenarien und Handlungen die Handlungsfähigkeit, sowie -kompetenz verbessert (Nagle et al., 2009, S. 20). Als weitere Chance erweist sich die „Urteils- und Handlungsfähigkeit [...] anhand zunehmend komplexer gestalteten simulierten Lernsituationen" (Darmann, 2004, S. 200). Durch diese Szenarien wird eine Realität erschaffen, sodass die Lernenden sich nicht als Schauspieler fühlen (Russo & Nickel, 2013, S. 123–124). „Das Pflegen eines Simulationspatienten [...] ermöglicht es den Studierenden, ihr theoretisches und praktisches Wissen mit fast realen Praxissituationen zu verknüpfen: Simulationspatienten reagieren während der Intervention auf das Handeln und Verhalten der Studierenden, diese wiederum erleben unmittelbar die Reaktion auf ihr Handeln" (Schroeder, 2008, S. 32).

Als nächste Chance stellt sich der Zuwachs der Kompetenzen heraus. Sie fördern diese durch Szenarienverarbeitung und Selbstvertrauen. Durch dieses Fertigkeitentraining innerhalb des Skills-Labs werden unter anderem die kommunikative, die fachliche und auch die sozialen Kompetenzen gefördert (Harder, 2010, S. 26; Pesl et al., 2010, S. 406, Loewenhardt et al., 2014, S. 66). Neben den Kompetenzen wird auch das interprofessionelle Arbeiten gefördert. Solche Lehrveranstaltungen im Skills-Lab bieten neben der Förderung der kommunikativen Kompetenz auch die interprofessionelle Zusammenarbeit, sowie die ethischen Zusammenhänge (Schlegel, 2022, S. 256; Riedel et al., 2022, S. 397).

Auch die Bedeutung des Feedbacks und des Debriefings ist wichtig für die Lernenden in der generalistischen Ausbildung. „The debriefing seminar is essential and must not be omitted because most of the learning occurs at this time" (Medley & Horne, 2005, S. 32). Doch nicht nur von den Lehrenden ist das Feedback wichtig, sondern auch von den Mitschüler/innen. Diese haben nach der Simulation im Skills-Lab die Möglichkeit einander eine Rückmeldung zu geben, dass sich auf das Verhalten der Lernenden ausübt (Riedo, 2006, S. 41; Thomseth, 2012, S. 10). Auch das Feedback des SP's wird als sehr sinnvoll angesehen und ist mit eines der wichtigsten Evaluationen im gesamten simulationsbasierten Lernens (Pesl et al., 2010, S. 401). Ferner ist auch die Nachbesprechung durch den Instruktor wichtig und hat zur Verbesserung der klinischen Leistung und der Kompetenz der Lernenden geführt (Ha, 2021, S. 1; Schröppel, 2021, S. 28). Das Debriefing verhilft zur Rollenvergabe der Schüler/innen und Lehrenden, sodass Rollenbeschreibungen entwickelt werden können (Schwermann, 2021, S. 76).

Als nächste Chance erweist sich die Möglichkeit innerhalb der Skills-Labs für die Lernenden die Szenarien durch Videographie aufzunehmen. Sie können mehrfach angesehen und verglichen werden. Dies kann auch durch spätere Zeitpunkte durchgeführt werden (Bomball & Schmitt, 2011, S. 4).

Beratungen und Krisengespräche sind in der generalistischen Pflegeausbildung ein wichtiger Punkt. Dies ist vor allem im Skills-Lab möglich (Pesl et al., 2010, S. 401). Dadurch können die Lernenden ihre Fähigkeit zur Beratung und Krisengesprächen entwickeln, sodass das kritische Denken, Problemlösestrategien und Entscheidungsfindung gefördert werden.

Neben den SP's und Mannequins werden in den Skills-Labs auch Skilltrainings gelehrt. Dort können kleinere Einheiten zum Beispiel zur Medikamentenlehre gelehrt werden, sodass der Umgang mit Infusionen, Medikamenten und Dosierungen gewährleistet wird (Loewenhardt & Herzig, 2021, S. 15)

Letztlich kann man sagen, dass das Skills-Lab zur mentalen Vorbereitung auf das simulationsbasierte Lernen dient. „Customised interprofessional simulation-based learning was found to be of value to the participants and reflected their feeling of mental preparedness entering interprofessional simulation-based learning" (Aslaksen et al., 2020, S. 174). So sind die Lernenden auf den beruflichen Alltag effektiv vorbereitet um handeln zu können und ihre Ressourcen einzusetzen (Schroeder, 2008, S. 32) (Tabelle 9.1).

Tabelle 9.1 Chancen Lernende. (Quelle: Eigene Darstellung)

Chancen	Literaturhinweise
Patientensicherheit fördern	Henn, 2022, S. 66; Riedo, 2006, S. 41; Rothgeb, 2008, S. 490; Van Geest & Cummins, 2003, S. 11; Loewenhardt & Herzig, 2021, S. 13–14
Motivation fördern	Schewior-Popp, 2005, S. 150; Muijsers, 1997, S. 12; Nikendei et al., 2005, S. 1137
Spaß in der Ausbildung	Schlegel, 2022, S. 255
Verbesserung der Handlungskompetenz	Nagle et al., 2009, S. 20

(Fortsetzung)

Tabelle 9.1 (Fortsetzung)

Chancen	Literaturhinweise
Kompetenzförderung	Harder, 2010, S. 26; Pesl et al., 2010, S. 406, Loewenhardt et al., 2014, S. 66
Ethikbildung	Riedel et al., 2022, S. 397
Förderung des Urteilsvermögens und der Handlungsfähigkeit	Darmann, 2004, S. 200
Realitätsnähe	Russo & Nickel, 2013, S. 123–124; Schroeder, 2008, S. 31–32
Interprofessionelle Zusammenarbeit	Schlegel, 2022, S. 256
Feedback, Debriefing und Evaluation fördern	Riedo, 2006, S. 41; Thomseth, 2012, S. 10; Medley & Horne, 2005, S. 32; Pesl et al., 2010, S. 401; Ha, 2021, S. 1; Schröppel, 2021, S. 28; Schwermann, 2021, S. 76
Videographie & Reflexion	Bomball & Schmitt, 2011, S. 4
Krisengespräche führen und Beratungen	Pesl et al., S. 401
Skillstraining zur Verbesserung der Medikamentenlehre und kleineren Simulationen	Loewenhardt & Herzig, 2021, S. 15
Mentale Vorbereitung auf das simulationsbasierte Lernen	Aslaksen et al., 2020, S. 174

9.2   Herausforderung Lernende

Neben den Chancen stellen sich auch Herausforderungen für die Lernenden dar. So oft das Skills-Lab auch in den Schulen genutzt wird und das simulations-basierte Lernen angewendet wird, ist es in Deutschland noch nicht vollständig implementiert. Diese komplexe Lerntheorie ist zu wenig erforscht, sodass sich mit der Erforschung der Grenzen und Chancen weiter auseinander gesetzt werden muss (Loewenhardt & Herzig, 2021, S. 15). Durch die Literatur haben viele Schulen ein Skills-Lab errichtet und sehen viele positive Aspekte. Auch wenn die Lehrenden sich zum Instruktor, Tutor und Leiter fortbilden können, ist dies nicht immer der Fall. Aus Sicht der Autorin fällt auf, dass die Schulen oft einfach dazugehören wollen und denken, dass ein Skills-Lab auch ohne Weiterbildung gut laufen kann.

Durch diese fehlenden Weiterbildungen entsteht Angst und Unsicherheit der Lernenden. Auch aufgrund der fehlenden Erfahrungen mit dem Schauspiel werden Unsicherheiten und Unwohlsein hervorgerufen. Es existieren am Anfang des Fertigkeitentrainings viele Ängste und Unsicherheiten, zum Beispiel können die Beobachtungen und das Feedback für Lernende bedrohlich wirken" (Muijsers 1997, S. 20). Auch entsteht laut Meyer (2013, S. 66) und Neundlinger et al. (2023, S. 40) durch die Angst ein Lernhindernis.

Wenn die Kosten nicht gedeckt werden können, stellen sich oft Lehrende zur Verfügung, um die Rolle der Patient/innen zu steigen. Die Teilnehmer/innen haben dann weitere Berührungsängste und können sich nicht auf die Situation einlassen, da diese Lehrperson hierarchisch über ihnen steht und ihnen Noten geben. Dies ist nur als Notlösung anzusehen, da es starke Schwierigkeiten mit sich bringt (Drossel, 2023, o. S.).

Das Simulationstraining wird sehr schnell in Schulen ohne großartige Überlegung implementiert. So ist es auch der Autorin an einer Pflegeschule aufgefallen. Durch die aufwändigen Trainings geht oft die Zeit verloren, um ein sinnvolles Simulationstraining durchzuführen, sodass diese unter Druck entstehen. So kann das Debriefing, sowie verschiedene Prebriefings nicht vollständig eingehalten werden und die Lernenden nehmen keine Erfahrungen mit (Schroeder, 2008, S. 34). Die verschiedenen Mannequins und auch SP's sind keine wirklichen Patient/innen, sodass die Lernenden teilweise ihre Empathie einsparen und sich unsicher vorkommen und denken, sie seien in keiner realen Welt. Fehlende Empathie gegenüber den Schauspielern und Mannequins lässt den Lernerfolg stark sinken (Schroeder, 2008, S. 34).

Folglich fehlt aus Sicht der Autorin die Kompetenzentwicklung. Wie schon erwähnt kann nicht immer eine reale Welt erschaffen werden, wenn keine SP's zur Verfügung stehen. Somit kann auch keine kommunikative Kompetenz gefördert werden, da es oftmals mit keiner Ernsthaftigkeit behandelt wird (Tabelle 9.2).

Tabelle 9.2 Herausforderungen Lernende. (Quelle: Eigene Darstellung)

Herausforderungen	Literaturhinweise
Zu wenig erforscht	Loewenhardt & Herzig, 2021, S. 15
Keine Weiterbildung der Lehrenden	
Angst und Unsicherheit	Muijsers, 1997, S. 20
Angst als Lernhindernis	Meyer, 2013, S. 66; Neundlinger et al., 2023, S. 40
Lehrende als Patient/innen dient Unsicherheit	Drossel, 2019, o. S.

(Fortsetzung)

Tabelle 9.2 (Fortsetzung)

Herausforderungen	Literaturhinweise
Zeitdruck lässt Lernerfolg sinken	Schroeder, 2008, S. 34
Fehlende Empathie durch Schauspieldruck	Schroeder, 2008, S. 34
Fehlende Kompetenzentwicklung, da es keine SP's gibt	
Fehlende Ernsthaftigkeit	

9.3   Chancen Lehrende

Neben den Lernenden erhalten auch die Lehrenden Chancen innerhalb des Skills-Labs. Den Lehrenden kann die Möglichkeit gegeben werden, sich für das simulationsbasierte Lernen im Skills-Lab weiterzubilden. Sie können sich als Lernbegleiter/in, Skillstrainer/in und Skillstutor/in weiterbilden lassen, um die Lernenden im Skils-Lab evidenzbasiert und sinnvoll begleiten zu können (Obermeier & Süßmann, 2022, S. 158). Auch der Austausch mit dem Netzwerk SimNAT Pflege e. V. „trägt zur kontinuierlichen Weiterentwicklung im Bereich des simulationsbasierten Lernens bei" (Obermeier & Süßmann, 2022, S. 158).

Nicht nur die Lernenden können ihr Fachwissen fördern. Auch die Instruktor/innen erhalten die Möglichkeit, Pflegehandlungen und Probleme zu beobachten und im Nachhinein die Lernenden zu debriefen und daraus zu lernen (Pesl et al., 2010, S. 405). Die Simulation kann ferner auch zwischenzeitlich abgebrochen werden, um gezielte Patientengefährdung zu vermeiden und das Szenario auszuwerten (Pesl et al., 2010, S. 105; Schroeder, 2008, S. 34). Die technischen Erfahrungen spielen im Skills-Lab eine wesentliche Rolle. „Nicht erst die Corona-Pandemie und die damit verbundene Wirtschaftskrise zeigen die Notwendigkeit der Digitalisierung" (Proff et al., 2021, S. 2). Aus Sicht der Autorin lernen die Instruktor/innen auch den Umgang mit den digitalen Medien, sowie der Technik im Skills-Lab. Technische Probleme können damit größtenteils vermieden werden, sodass die Lehrenden weitergebildet werden und unnötige Unterbrechungen vermieden werden können.

Zudem können sich die Lehrenden dem Ausbildungsstand der Schüler/innen anpassen, sodass die Möglichkeit besteht, die Szenarien komplexer zu gestalten, wenn das Fachwissen der Lernenden dies zulässt. So können verschiedene Lernsituationen gestaltet werden, um die Routine zu unterbrechen und das Lernen abenteuerlicher zu gestalten (Schroeder, 2008, S. 34).

Eine weitere Chance ist, dass die Lehrenden nicht nur als Wissensvermittler fungieren, sondern die Lernprozesse und das selbstgesteuerte Lernen fördern (Holoch, 2002, S. 124; Loewenhardt & Herzig, 2021, S. 7). Handlungsorientierter Unterricht steht im Mittelpunkt. Infolgedessen können realistische Probleme aus dem Pflegealltag gegeben werden, in denen die Lernenden im geschützten Rahmen selbstständig lösen und die Handlungskompetenzen fördern (Loewenhardt & Herzig, 2021, S. 7–8).

Lehrende benötigen eine gewisse Qualifikation, um das Lernklima – die Lernumgebung – zu fördern. Darüber hinaus werden psychische Folgen der Lernenden positiv ausgelegt und die Kompetenzentwicklung kann durch die Instruktor/innen gefördert werden. Angst vor negativen Folgen werden größtenteils vermieden (Schwermann, 2021, S. 78) (Tabelle 9.3).

Tabelle 9.3 Chancen Lehrende. (Quelle: Eigene Darstellung)

Chancen	Literaturhinweise
Weiterbildung als Lernbegleiter/in, Skillstrainer/in und Tutor/in	Obermeier & Süßmann, 2022, S. 158
Weiterbildung durch SimNAT Pflege e. V.	Obermeier & Süßmann, 2022, S. 158
Kompetenzförderung	Pesl et al., 2010, S. 405
Trainingsabbruch zur gezielten Verbesserung der Szenarien	Pesl et al., 2010, S. 405; Schroeder, 2008, S. 34
Digitalisierung und Technik ist unersetzlich	Proff et al., 2021, S. 2
Niveau kann an die Lernenden angepasst werden	Schroeder, 2008, S. 34
Lehrende als Wissensvermittler und Lernbegleiter	Loewenhardt & Herzig, 2021, S. 7; Holoch, 2002, S. 124
Selbstgesteuertes Lernen und Konstruktivismus	Loewenhardt & Herzig, 2021, S. 7–8
Psychische Unterstützung, um Angst zu nehmen und Kompetenz zu fördern	Schwermann, 2021, S. 78

9.4 Herausforderung Lehrende

Aber das Skills-Lab bringt nicht nur Chancen für die Lehrenden mit sich, sondern ist auch durch Herausforderungen und Grenzen gekennzeichnet.

„Wird die Performanz der Pflegeauszubildenden in simulierten oder realen Pflegesituationen erhoben, dann können daraus nur mit Einschränkungen Vermutungen über die zugrunde liegenden Kompetenzen abgeleitet werden." (Darmann-Finck & Glissmann, 2011, S. 195). Lehrende können in Szenarien nicht herausfiltern, ob die Lernenden auch in der realen Situation gleich agieren würden.

Neben der Gestaltung der Szenarien ist auch die Durchführung und Planung sehr zeitaufwändig (Rothgeb, 2008, S. 492; Schroeder, 2008, S. 34; Schlegel, 2008, S. 188; Schlegel, 2018, S. 4). Szenarienplanung läuft ähnlich ab wie in einer OSCE-Prüfung. Auch hier müssen Fälle konstruiert werden und an lernschwächere Schüler/innen angepasst werden. Auch die Organisation, in der Lernziele und Kompetenzen geplant werden, benötigt viel Aufmerksamkeit (Schlegel & Shaha, 2007, S. 775).

Wie schon erwähnt, ist eine weitere Herausforderung, dass die Teilnehmer/innen das Skills-Lab und das simulationsbasierte Lernen nicht ernst nehmen. Dieses wirkt des oft sehr negativ auf den Unterricht aus und lässt die Szenarien als Spaß wirken. „Immer wieder wird auch angeführt, dass die Studierenden im Bewusstsein, dass der Simulationspatient kein realer Patient ist, einen Mangel an Empathie oder weniger gelebte Seriosität in der Handlung zeigen." (Schroeder 2008, S. 34).

Zwar dient SimNAT Pflege e. V. zum Austausch und zur Weiterbildung des simulationsbasierten Lernens, jedoch werden den Lehrenden aus Sicht der Autorin nicht immer Weiter- und Fortbildungen angeboten. So kommt es dazu, dass die geplanten Lernziele und Kompetenzen nicht gefördert und erreicht werden. Außerdem können die Lehrenden unwissend und inkompetent wirken, sodass die Teilnehmer/innen keinen Gewinn und Kompetenzzuwachs aus dem simulationsbasierten Lernen innerhalb der generalistischen Pflegeausbildung haben.

Als Folge keiner Weiterbildung können die Lehrenden keine Funktion als Lernbegleitung einnehmen, sondern verbleiben in der lehrerzentrierten Rolle des reinen Wissensvermittlers. Diese Funktion reicht jedoch im Skills-Lab nicht aus, da sie als Moderator/in und Lernprozessbegleiter/in fungieren müssen, um den Kompetenzzuwachs zu gewährleisten (Landwehr, 2003, S. 261; Thomseth, 2012, S. 10) (Tabelle 9.4).

Tabelle 9.4 Herausforderungen Lehrende. (Quelle: Eigene Darstellung)

Herausforderungen	Literaturhinweise
Performanz zeigt nicht die Kompetenzen der Lernenden	Darmann-Finck & Glissmann, 2011, S. 195
Organisation des simulationsbasierten Lernens ist sehr aufwändig	Schroeder, 2008, S. 34, Rothgeb, 2008, S. 492; Schlegel, 2008, S. 188; Schlegel, 2018, S. 4; Schlegel & Shaha, 2007, S. 775
Fehlende Ernsthaftigkeit	Schroeder, 2008, S. 34
Keine Weiterbildung durch Pflegeschulen und Berufsfachschulen gewährleistet	
Rollenverständnis durch keinerlei Weiterbildungen falsch verstanden	Landwehr, 2003, S. 261; Thomseth, 2012, S. 10

9.5   Chancen Institution

Neben den Lernenden und Lehrenden entstehen aus einem Skills-Lab auch positive Aspekte für die Institutionen. Das Skills-Lab wird von den meisten Lernenden in der generalistischen Pflegeausbildung als sehr wertvoll gesehen, sodass die Motivation der Auszubildenden steigt (Muijsers, 1997, S. 12; Schewior-Popp, 2005, S: 150; Nikendei et al., 2005, S. 1137). Durch dieses attraktive Angebot kann die Nachfrage von Bewerber/innen auf eine Ausbildung erhöht sein und sich somit als wertvoll erweisen (Thomseth et al., 2010, S. 4). Neben der gesteigerten Patientensicherheit, die durch Übungen gefördert wird (Henn, 2022, S. 66; Riedo, 2006, S. 41; Rothgeb, 2008, S. 490; Van Geest & Cummins, 2003, S. 11; Loewenhardt & Herzig, 2021, S. 13–14), werden auch alle anderen Chancen und Grenzen der Lernenden und Lehrenden sich positiv auf die Institutionen auswirken, die im Folgenden nicht wiederholt werden (Tabelle 9.5).

Tabelle 9.5 Chancen Institutionen. (Quelle: Eigene Darstellung)

Chancen	Literaturhinweise
Gesteigerte Motivation	Muijsers, 1997, S. 12; Schewior-Popp, 2005, S: 150; Nikendei et al., 2005, S. 1137
Erhöhte Bewerber/innen	Thomseth et al., 2010, S. 4

(Fortsetzung)

Tabelle 9.5 (Fortsetzung)

Chancen	Literaturhinweise
Patientensicherheit	Henn, 2022, S. 66; Riedo, 2006, S. 41; Rothgeb, 2008, S. 490; Van Geest & Cummins, 2003, S. 11; Loewenhardt & Herzig, 2021, S. 13–14

9.6   Herausforderung Institution

Neben den Chancen gibt es auch Herausforderungen für die Institution, die von großer Wichtigkeit sind. Die erste und größte Herausforderung sind die hohen Kosten eines Skills-Labs. Vor allem die Anschaffung der Mannequins mit der hohen Ausstattung bieten einen hohen Kostenfaktor (Damanakis, 2012, o. S.). Auch die Schulung der Simulationspersonen und die Organisation der Einsätze sind mit sehr hohen Kosten verbunden. Die Kosten sind somit höher als bei realen Patient/innen (Loewenhardt & Herzig, 2021, S. 13). Aus Sicht der Autorin ist es schwierig eine Skills-Lab in kleineren Pflegeschulen aufzubauen, da die Kosten für diese zu hoch sind. Oft sind diese auf Kooperationen mit anderen Schulen oder Spenden angewiesen, um sich dies leisten zu können. Aber nicht nur die Simulationspuppen und die Schauspieler sind ein hoher Kostenfaktor. Auch die Notwendigkeit der Ausstattung im Bezug auf die Betten, technische Ausstattung, wie eine Videokamera, sowie Verbrauchsmaterialien, die an den SP's genutzt werden müssen bringen hohe Kosten mit sich (Rothgeb, 2008, S. 492, Beckers et al., 2010, S. 11).

Die nächste Herausforderung ist der zeitliche Faktor. Neben der zeitaufwändigen Ausbildung der SP's (Loewenhardt & Herzig, 2021, S. 13) ist auch die Planung, die Durchführung, sowie die Stundenplangestaltung mit einem hohen Zeitaufwand verbunden und stellt eine Grenze der Institution dar (Pesl et al., 2010, S. 406; Thomseth, 2012, S. 10). Demzufolge muss bei dem zeitlichen Aufwand auch der organisatorische Aufwand einbüßen, obwohl Handlungspläne, Bewertungslisten und Evaluationsbögen gestaltet werden müssen (Schewior-Popp. 2005, S. 148; Muijsers, 1997, S. 23–24).

Wie bereits erwähnt gibt es verschiedene Rahmenbedingungen, um eine Skills-Lab führen zu können. Vor allem die Räumlichkeiten stellen sich als Herausforderung für die Institution dar. Die Räumlichkeiten sollten nach Muijsers (1997, S. 27) wohl genutzt werden, damit es zu keinen Überschneidungen kommt. Zu diesen Rahmenbedingungen zählen auch die personellen Bedingungen. Es ist ein hoher personaler Einsatz erforderlich, da das Training am effektivsten in Kleingruppen durchgeführt werden kann (Muijsers, 1997, S. 27).

Diese Herausforderungen können sich letztlich als Ausschlusskriterium für Schulen darstellen, sodass kein Skills-Lab mit den Kosten erstellt werden kann (Tabelle 9.6).

Tabelle 9.6 Herausforderungen Institution. (Quelle: Eigene Darstellung)

Herausforderungen	Literaturhinweise
Simulationspersonen und die Anschaffung der Techniken weisen hohe Kosten auf	Loewenhardt & Herzig, 2021, S. 13; Rothgeb, 2008, S. 492; Beckers et al., 2010, S. 11
Mannequins als hoher Kostenfaktor	Damanakis, 2012, o. S.
Kosten durch Anschaffung Videokamera und Material	Rothgeb, 2008, S. 492; Beckers et al., 2010, S. 11
Organisatorischer Aufwand	Schewior-Popp, 2005, S. 148; Muijsers, 1997, S. 23–24
Zeitlicher Aufwand	Loewenhardt & Herzig, 2021, S. 13; Pesl et al., 2010, S. 406; Thomseth, 2012, S. 10
Personeller Aufwand	Muijsers, 1997, S. 27

Schlussfolgerung 10

Ziel dieser Arbeit war es, das Skills-Lab in der generalistischen Pflegeausbildung zu analysieren und zu erkennen, inwieweit sich Vor- und auch Nachteile für diese Ausbildung für die Lernenden ergeben. Außerdem sollte geklärt werden, ob die die Handlungskompetenzen im Skills-Lab innerhalb der generalistischen Pflegeausbildung gefördert und durch das Skills-Lab auch unterstützt werden. Auch die Frage, ob Lehrende oder die Institution Chancen und Grenzen beinhalten, wurde in dieser Arbeit geklärt. Letztlich stand die Frage aus, ob das OSCE ein geeignetes Instrument ist, um erworbene Kompetenzen zu überprüfen. Im Folgenden werden die Kapitel durchgearbeitet und die Forschungsfragen beantwortet.

Das Modell des simulationsbasierten Arbeitens ist im Bereich der Luftfahrt, sowie Ausbildung von Medizinern seit längerem erfolgreich etabliert (Henn, 2022, S. 67). Laut Landwehr ist der dritte Lernort eine sehr gute Möglichkeit den Theorie-Praxis-Transfer zu fördern. Dies führt zu einer besseren Lernortkooperation, da das Miteinander verbessert wird, da Theorie und Praxis ineinanderfließen (Landwehr, 2002, S. 43). Hier können beide Lernorte aufeinander eingehen und das Skills-Lab dient als Lernerfolg der Lernenden, wo erlerntes Wissen im Berufsleben angewandt werden können (Landwehr, 2002, S. 51).

Auch verschiedene Lerntypen werden im Skills-Lab in der generalistischen Pflegeausbildung angesprochen. Der visuelle, auditive, haptische und der intellektuelle Typ zeigen sich im Skills-Lab als angewandt. Auch die Sozialformen werden im Sills-Lab nicht vernachlässigt. Oft wird in Kleingruppen gearbeitet und auch die Einzelarbeit rückt durch eigenständiges Arbeiten in den Vordergrund. Jede/r Schüler/in hat einen eigenen Lerntyp und eine Sozialform, die ihr/ihm am besten liegt. Es wird aus Sicht der Autorin im Skills-Lab verschiedene angewendet, sodass jeder Typ angesprochen werden kann. Somit entstehen kaum Vernachlässigungen und es dient als wichtige Methode in der generalistischen

N. Dumstorff, *Skills-Lab als dritter Lernort*, Forschungsreihe der FH Münster, https://doi.org/10.1007/978-3-658-46160-7_10

Pflegeausbildung. Durch die Ansprache aller Lerntypen und Sozialformen werden auch die Kompetenzen gefördert, da kein Typ in den Schatten gestellt wird. Somit kommen wir zu der Fragestellung, ob der Erwerb von Handlungskompetenzen im Skills-Lab in der generalistischen Pflegeausbildung gefördert werden. Durch den Theorie-Praxis-Transfer werden immer wieder verschiedene Kompetenzen gefördert. Durch die Aktivierung des Vorwissens und neue beziehungsweise vertiefende Wissensvermittlung wird die Fachkompetenz der Lernenden gefördert. Aus der Sicht der Autorin wird außerdem durch das szenische Spiel die Kommunikation, also die kommunikative Kompetenz gefördert (Frei Blatter & Oberarzbacher, 2008, S. 118; Loewenhardt & Herzig, 2021, S. 4). Außerdem ist neben der Kommunikation zwischen den Auszubildenden auch die Kommunikation zwischen Lehrenden und Lernenden gefragt. Denn auch diese greifen vor allem in beharrlichen Situationen ein und müssen durch Kommunikation miteinander interagieren (Loewenhardt & Herzig, 2021, S. 4). Durch diese Art des konstruktivistischen Lernens wird vor allem auch die Selbstkompetenz gefördert. Die Schüler/innen lernen selbstständig und ihr Pflichtbewusstsein wird gefördert. Sie bekommen mehr Selbstvertrauen und vor allem durch intensive Gespräche und Interventionen wird die Kritikfähigkeit gesteigert (Kultusministerkonferenz, 2021, S. 15). Das Wissen wird durch die Lernenden selbst strukturiert, wodurch sich neben den Kompetenzen auch die Lernerfolge verbessern (Oelke & Meyer, 2013, S. 207). Wird dieses selbstgesteuerte Lernen angewandt, wird die Bereitschaft und Fähigkeit Sachverhalte selbstständig zu verstehen und auszuwerten (Kultusministerkonferenz, 2021, S. 15), die sogenannte Lernkompetenz, gefördert. Auch das planmäßige Bearbeiten von Aufgaben wird zielgerichteter, wobei auch die Methodenkompetenzförderung zum Ziel kommt. Es kann also gesagt werden, dass die Kompetenzförderung im Skills-Lab von sehr großer Bedeutung ist und durch das Lernen dort, Kompetenzen nicht nur gefördert, sondern aus Sicht der Autorin auch vertieft werden. Diese werden nämlich in der Praxis und Theorie erlangt, jedoch durch realitätsnahes und geschütztes, praktisches Lernen verdeutlicht. Es ist somit ein schüleraktiver Unterricht, ein Handlungsorientierter Unterricht, der aus Sicht der Autorin den Lernenden mehr Spaß bereitet.

Neben dem Skills-Lab können auch andere Methoden wie PBL, CAS, Constructive Alignment etc. im dritten Lernort miteingebunden werden. PBL ist die Methode, die am häufigsten genutzt wird. Das Lernen ist hier auch schülerzentriert und findet häufig in Kleingruppen statt. Sie erhalten ihren Informationsgewinn durch selbstgesteuertes Lernen (Barrow, 1996, zit. nach Turek, 2012, S. 75). Klare Strukturierung nach der Siebensprung-Methode dient den Lernenden Probleme zu erkennen, zu bearbeiten und zu lösen (Feilhuber & Süßmann, 2022, S. 86). Jedoch muss Wissen zum Thema bestehen und ausreichend

Zeit eingeplant werden (Von Reibnitz, 2008, S. 112). Durch die Zusammenführung zwischen CAS und Skills-Lab können Handlungsabläufe erlernt und trainiert werden (Anger-Schmidt & Fesl, 2018, S. 59). Es ist eine gute Methode die Entwicklung und Festigung beruflicher Handlungskompetenzen zu fördern. Auch das Constructive Alignment hat zum Ziel, dass die Planung, Umsetzung und Überprüfung von Strategien zu einer Erreichung der Ergebnisse führt (Radl et al., 2022, S. 49). All diese Methoden dienen im Skills-Lab als Bereicherung. Es können motivierende Lernumgebungen geschaffen werden, sodass die Lernenden Spaß am Lernen haben und sich im geschützten Raum ernst genommen fühlen.

Ein weiterer wichtiger Punkt ist die Einbettung des Skills-Lab in das Curriculum. Die Konstruktionsphasen nach Knigge-Demal (2001, S. 45) zeigen einen wichtigen Baustein, um ein Curriculum zu entwickeln. Auch der Praxisbezug ist ein wichtiges Kriterium, um ein erfolgreiches Curriculum zu entwickeln (Prescher & Hanekamp, 2019, S. 21). Auch dies zeigte der Autorin wieder, dass die Praxis beziehungsweise der Praxisbezug ein wichtiger Baustein für das Lernen in generalistischen Ausbildung ist. Ohne einen Praxisbezug ist das theoretische Wissen oft nicht von Nutzen. Natürlich ist zu erwähnen, dass der Einbau des Skills-Lab in das Curriculum der generalistischen Pflegeausbildung viel Zeit in Anspruch nimmt. Außerdem ist es in der Praxis schwierig, diese Anleitungen zu verbuchen. Die Frage ergibt sich, ob dies zum theoretischen oder praktischen Bezug gebucht wird. Die Autorin bemerkte dies auch in ihrer eigenen Umgebung. Aus diesem Grund ist die Einbettung in das Curriculum so wichtig, um dieser Frage aus dem weg gehen zu können und diese fest zu verankern. In anderen Ländern wird er dritte Lernort als selbstverständlich angesehen, während in Deutschland dies noch als Herausforderung gesehen wird. Dies ist damit zu begründen, dass die zeit und die Herausforderungen der Implementierung nicht zu unterschätzen sind.

Nun wird die Forschungsfrage, ob das OSCE ein geeignetes Instrument zur Kompetenzüberprüfung ist, beantwortet. Diese Frage ist schwer zu beantworten. Einerseits ist die OSCE ein sehr gutes Instrument zu Überprüfung der Kompetenzen. Vorteil ist es, dass die OSCE eine einheitliche Struktur bietet und so zeitaufwändig geplant ist, dass keine Komplikationen entstehen können (Schlegel, 2008, S. 4). Subjektive Meinungen können somit nicht zugelassen werden. Die Lernenden haben an einer OSCE viel Spaß, da das theoretische Wissen in die Praxis umgesetzt wird und sie eine Art des neuen Lernens verstehen (Nikendei & Jünger, 2006, S. 7). Somit ist es ein geeignetes Instrument im objektiven Sinne. Doch die OSCE birgt auch viele Nachteile. Sie ist sehr zeitaufwändig und auch Schauspieler müssen gefunden und bezahlt werden, sowie das ganze Equipment.

So kann aus Sicht der Autorin nicht immer eine transparente Prüfung gegeben werden. Auch nicht, weil die Lernziele oft zu hoch angesetzt werden. Die Lernziele sind oft zu gestreckt und eine Umlenkung der Probleme auf andere Mittelpunkte werden nicht gegeben, da sich strikt an die Checklisten gehalten werden. Die Schüler/innen müssen somit das Problem verstehen und wenn diese sagen, es sei aus deren Sicht zum Beispiel die Kommunikation falsch gewesen statt ein beispielsweise Hygienefehler, werden die Lernziele als „nicht erreicht" verbucht. Die Lernziele auf der Checkliste wurden trotz anderer Interpretation nicht erreicht und auch ein Debriefing und eine Begründung finden in der Art nicht statt, um eine Rechtfertigung in Erwägung zu ziehen. Auch ist die OSCE ein großer Stressfaktor, da diese Prüfung sehr groß ist und ein vollständiges Briefing oft nicht gegeben ist (Pippel, 2022, S. 219). Somit verstärken sich die Gefühle der Unsicherheit bei den Lernenden. Letztlich lässt sich sagen, dass die Simulation als Prüfungsmethode wenig Sinn ergibt. „Da Fehler zwangsläufig zu einer schlechteren Note führen würden, widerspricht dieser Ansatz der Schaffung einer Simulationskultur in der Ausbildung" (Radl et al., 2022, S. 28). Der Spaß und die Motivation und am simulationsbasierten Lernen verringern sich für die Lernenden.

Die dritte Forschungsfrage ist die Frage nach den Vor- und Nachteilen, die sich für die Lernenden in der generalistischen Ausbildung ergeben. Nachteilig ist die Forschung des Skills-Labs, da diese Lerntheorie zu wenig erforscht ist (Loewenhardt & Herzig, 2021, S. 15). Auch die Ernsthaftigkeit der Lernenden ist laut der Autorin nicht immer gegeben. Angst und Unsicherheit in einer neuen Methode stellt ebenfalls ein weiteres Hindernis für die Lernenden dar (Meyer, 2013, S. 66; Muijsers, 1997, S. 20; Neundlinger et al., 2023, S. 40). Doch neben diesen Nachteilen verfügt das Skills-Lab in der generalistischen Pflegeausbildung über vielmehr Vorteile. Die Lernenden haben eine gesteigerte Motivation und sehr viel Spaß am Training (Schlegel, 2022, S. 20; Schewior-Popp, 2005, S. 150; Muijsers, 1997, S. 12; Nikendei et al., 2005, S. 1137). Auch die Kompetenzförderung ist enorm hoch, sodass dies der Vertiefung von Wissen und Fertigkeiten gilt (Harder, 2010, S. 26, Loewenhardt et al., 2014, S. 66). Ferner ist das Skills-Lab sehr realitätsnah und zeigt oft Probleme, die in dem pflegerischen Alltag nicht selten sind (Russo & Nickel, 2013, S. 123–124). Der wichtigste Vorteil für die Umgebung ist jedoch, dass vor allem die Patientensicherheit gefördert wird (Henn, 2022, S. 66; Riedo, 2006, S. 41; Rothgeb, 2008, S. 490; Van Geest & Cummins, 2003, S. 11; Loewenhardt & Herzig, 2021, S. 13–14). Aus Sicht der Autorin ist es häufig so, dass die Schüler/innen Angst haben, das zu sagen, was ihnen noch nicht liegt. Sie führen diese Dinge aus, ohne zu wissen, was genau sie tun müssen. Das Skills-Lab fördert diesem Umgang und somit auch die Patientensicherheit.

Die letzte Forschungsfrage bezieht sich auf die Chancen und Herausforderung von Lehrenden und die Institution. Die Institution, sowie auch die Lehrenden müssen organisatorische, finanzielle, zeitliche und personelle Hürden auf sich nehmen (Rothgeb, 2008, S. 492; Schewior-Popp, 2005, S. 48; Loewenhardt & Herzig, 2021, S. 13). Auch räumliche Ressourcen sind oft nicht vorhanden. Ein weiterer Punkt aus der Sicht der Autorin ist, dass eine Herausforderung die Rücksichtnahme ist. Die Lehrenden müssen Einfühlungsvermögen besitzen, wenn Schüler/innen keine Simulation aus Angst oder Scham trainieren wollen. Andererseits werden auch die Kompetenzen der Lehrenden gefördert und die Organisation erhält eine wahrscheinlich höhere Bewerberanfrage.

Das Skills-Lab ist letztlich eine gute Vorbereitung auf die Praxis. Die Lernenden haben einen geschützten Raum zum Trainieren. Sie dürfen Fehler machen und werden dafür nicht belangt. Sie lernen einander zu reflektieren und können Handlungen evaluieren. Dieser Unterricht in der Skills-Lab-Methode bereitet die Lernenden auf die praktischen Prüfungen vor, die dann mit weniger Unsicherheit und Angst passieren können. All die genannten Kompetenzen werden gefördert, sodass eine Handlungskompetenz entstehen kann. Berufliches Handeln entsteht durch Tun und nicht durch Sehen oder Hören.

Abschließend ist jedoch zu sagen: „Fertigkeitentraining in diesem Sinne ersetzt die Praxis nicht, es bereitet sie vor" (Schewior-Popp, 2005, S. 19–20).

Literaturverzeichnis

Achtergarde, F. (2007). *Selbstständiges Arbeiten im Sportunterricht, Ein Sporthandbuch.* Aachen: Meyer & Meyer Verlag.

Alinier, G., Hunt, W. B., Gordon, R, Harwood, C. (2006). Effectiveness of intermediate-fidelity simulation training technology in undergraduate nursing education. *Journal of advanced nursing,* 54(3), 359–369.

Ammende, R. et al. (2019). Rahmenpläne der Fachkommission nach § 53 PflBG. Rahmenlehrpläne für den theoretischen und praktischen Unterricht. Rahmenausbildungspläne für die praktische Ausbildung. Zugriff am 01.06.2023. Verfügbar unter: https://www.mags.nrw/sites/default/files/asset/document/geschst_pflgb_rahmenplaene-der-fachko mmission.pdf

Anger-Schmidt, F., Fesl, S. (2018). Notwendige räumliche, strukturelle und personelle Ressourcen für einen Dritten Lernort. In: Fesl, S., Auböck, U. (Hrsg.). *(K)Ein dritter Lernort – Erfahrungen, Best Practice Beispiele und aktuelle Befunde aus Österreich* (1. Auflage, S. 50–64) Nidda: hps.

Arnold, R. (2003). Konstruktivismus und Erwachsenenbildung. *Literatur- und Forschungsreport Weiterbildung* 3, 51–61.

Arnold, R. & Siebert, H. (2006). Konstruktivistische Erwachsenenbildung: Von der Deutung zur Konstruktion von Wirklichkeit, (5. Auflage). Grundlagen der Berufs- und Erwachsenenbildung: Bd. 4. Schneider-Verl. Hohengehren.

Aslaken Kaldheim, H. K., Fossum, M., Munday, J., Frivoll Johnsen, K. M., Slettebø, Å. (2020). A qualitative study of perioperative nursing students' experiences of interprofessional simulation-based learning. *Journal of clinical Nursing.* 30. 174–187.

Auböck, U. (2020). Der Dritte Lernort – eine Möglichkeit zur sicheren Theorie-Praxis-Transferförderung in der Ausbildung der Gesundheits- und Krankenpflege. *Österreichische Pflegezeitschrift* 4, 21–25.

Bazhin, A. (2017). *Lernen lernen in Studium & Weiterbildung. Schlüsselkompetenzen und Lernmethoden für den persönlichen Erfolg.* Stuttgart: Schäffer-Poeschel Verlag.

Beckers, S. K., Sopka, S., Classen- Linke, I., Weishoff-Houben, M., Dott, W. (2010). Strukturell-organisatorische Entwicklung und Etablierung eines interdisziplinären Trainingszentrums für klinisch-praktische Fertigkeiten. *GMS Zeitschrift für Medizinische Ausbildung.* 27(1). 1–13

Beyer, A., Dreier, A., Kirschner, S., Hoffmann, W. (2016). Objective Structured Clinical Examination (OSCE) als kompetenzorientiertes Prüfungsinstrument in der pflegerischen Erstausbildung. Eine Literaturanalyse zu ihrer internationalen Anwendung. *Pflege.* 29(4). 193–203.

Bomball, J., Schmitt, S. (2011). Kompetenzmessung in der Pflege anhand von Simulations-patientInnen. *Newsletter des IPP Bremen,* 9, 3.

Breckwoldt, J., Gruber, H. & Wittmann, A. (2014). Simulation Learning. In: Billett S., Harteis C., Gruber, H. (Hrsg.). *Springer International Handbooks of Education. International Handbook of Research in Professional and Practice-based Learning* (S. 673–698). Netherlands: Springer.

Briese, V. (2018). *Kooperation der Lernorte im Pflegeausbildungssystem. Pflegedidaktische Konzeption der Praxisanleiterkonferenz.* Wiesbaden: Springer.

Bugaj, T. J., Nikendei, C. (2016). Practical Clinical Training in Skills Labs: Theory and Practice. *GMS Journal for Medical Education.* 33(4). 1–10.

Bundesinstitut für Berufsbildung (Hrsg.) (2020). Rahmenlehrpläne der Fachkommission nach § 53 PflBG (2. Überarbeitete Auflage). Bonn: BIBB.

Bundesrat (2017). Gesetz zur Reform der Pflegeberufe (Pflegeberufereformgesetz – Pfl-RefG). Zugriff am: 17.06.2023. Verfügbar unter: https://www.bundesrat.de/Shared-Docs/drucksachen/2017/0501-0600/511-17.pdf?__blob=publicationFile&v=5

Choi, E., Lindquist, R., Song, Y. (2014). Effects of problem-based learning vs. Traditional lecture on Korean nursing students' critical thinking, problem-solving and self-directed learning. *Nurse Education Today,* 34, 52–56.s

Damanakis, A., Blaum, W. E., Stosch, C., Lauener, H., Richter, S., Schnabel, K. P. (2012). Projektbericht zum Simulatorennetzwerk: Ein Tool zur Verbesserung der Unterrichtsmaterialien und zum gezielten Einsatz von Ressourcen in Skills Labs. Zugriff am 08.06.20023. Verfügbar unter: https://www.egms.de/static/de/journals/zma/2013-30/zma 000847.shtml

Darmann, I. (2004). Theorie-Praxis-Transfer in der Pflegeausbildung. Anforderungen an verschiedene Lernorte. *Pflege Pädagogik,* 4, 197–203.

Darmann-Finck, I., Glissmann, G. (2011). Kompetenzdiagnostik im Berufsfeld Pflege. *Pflege: die wissenschaftliche Zeitschrift für Pflegeberufe,* 3, 195–204.

Daumiller, M., Wisniewski, B. (2022). Lerntypen – Warum es die nicht gibt und sie sich trotzdem halten. *The Inquisitive Mind.* 3. 1–6.

Dehnbostel, P. (2007). Lernen im Prozess der Arbeit. Münster: Waxmann.

Dieckmann, P. (2018). Gute Nachrede – Debriefing. In: M. St. Pierre & G. Breuer (Hrsg.). Simulation in der Medizin: Grundlegende Konzepte – klinische Anwendung (2. Auflage, S. 189–213). Berlin: Springer.

Dieterich, J., Reiber, K. (2014). *Fallbasierte Unterrichtsgestaltung. Grundlagen und Konzepte.* Stuttgart: Kohlhammer.

Drossel, M. (2019). Hindernisse und Hürden bei der Einführung von SkillsLab in Berufs-fachschulen der Krankenpflege. Zugriff am 06.06.2023. Verfügbar unter: https://pflege-professionell.at/hindernisse-und-huerden-bei-der-einfuehrung-von-skillslab-in-berufsfac hschulen-der-krankenpflege

Drossel, M., Feick, F., Kolb, H. (2022). Bildung neu denken: Skills- & Grade-Mix Center. *Pflegezeitschrift,* 75(9), 50–53

Drumm, J. (2009). *Methodische Elemente des Unterrichts. Sozialformen, Aktionsformen, Medien.* Göttingen: Vandenhoeck & Ruprecht GmbH & CO. KG.

Dubs, R. (1995). Konstruktivismus: Einige Überlegungen aus der Sicht der Unterrichtsgestaltung. *Zeitschrift für Pädagogik,* 41(6), 889–903.

Feilhuber, M., Süßmann, S. (2022). Problembasiertes Curriculum für die generalistische Pflegeausbildung. Pilotprojekt der Berufsfachschule für Pflege am Klinikum Passau, *PADUA,* 17(2), 85–89.

Fesl, S. (2018). Der dritte Lernort/Lernbereich Training und Transfer. In: Fesl, S., Auböck, U. (Hrsg.). *(K)Ein dritter Lernort – Erfahrungen, Best Practice Beispiele und aktuelle Befunde aus Österreich.* (1. Auflage, S. 29–37). Nidda: hps.

Fesl, S., Ludwig, I. (2018). Entwicklungen zu PBL und LTT in Schulen für Gesundheits- und Krankenpflege in Österreich – eine qualitative Auswertung. In: Fesl, S., Auböck, U. (Hrsg.). *(K)Ein dritter Lernort – Erfahrungen, Best Practice Beispiele und aktuelle Befunde aus Österreich* (1. Auflage, S. 204–220). Nidda: hps.

Fichtner, A. (2013). Lernen für die Praxis: Das Skills-Lab. In: M. St. Pierre & G. Breuer (Hrsg.). Simulation in der Medizin: Grundlegende Konzepte – Klinische Anwendung (S. 105–114). Berlin & Heidelberg: Springer.

Fischer, R. (2004). *Problemorientiertes Lernen in der Theorie und Praxis. Leitfaden für Gesundheitsfachberufe.* Stuttgart: Kohlhammer.

Frei Blatter, V., Ochsner Oberarzbacher, L. (2008). Der Einsatz von Simulationspatienten (SP) in der Pflegeausbildung eingebettet in die Skillslab-Methode. In: Nussbaumer, G., von Reibnitz, C. (Hrsg.). *Innovatives Lehren und Lernen. Konzepte für die Aus- und Weiterbildung von Pflege- und Gesundheitsberufen* (S. 113–133). Bern: Huber.

Genau, L. (2021). Diese 4 Lerntypen gibt es / Überblick über die 4 Lerntypen nach Vester. Zugriff am 16.06.2023. Verfügbar unter: https://www.scribbr.de/studium/lerntypen/

Gonon, P. (2002). Die Geschichte des dritten Lernorts. In: Goetze, W., Gonon, P., Gresele, A., Kübler, S., Landolt, H., Landwehr, N., Egger, P. (Hrsg.): *Der dritte Lernort. Bildung für die Praxis, Praxis für die Bildung* (S. 21–63). Bern: hep Verlag.

Green, N., Green, K. (2009). *Kooperatives Lernen im Klassenraum und Kollegium. Das Trainingsbuch* (4. Auflage). Seelze-Velber: Kallmeyer Klett.

Gudjons, H. (2003). *Pädagogisches Grundwissen.* (8. Auflage). Regensburg: Klinkhardt Verlag.

Gudjons, H. (2014) *Handlungsorientiert lehren und lernen.* Schüleraktivierung – Selbsttätigkeit – Projektarbeit. (8. Aktualisierte Auflage). Bad Heilbrunn: Klinkhardt.

Gügel, M., Kern, M. (2021). Aufbau eines Simlabs an einem Bildungszentrum. In: Kerres, A., Wissing, C., Wershofen, B. (Hrsg.). *Skillslab in Pflege und Gesundheitsfachberufen. Intra- und interprofessionelle Lehrformate.* (S. 35–48). Berlin: Springer.

Ha, E.-H. (2021). Effects of hot and cold debriefing in simulation with case based learning. *Japan Journal of Nursing Science.* 18(5). 1–10.

Harder, N. (2010). Use of Simulation in Teaching and Learning in Health Sciences: A Systematic Review. *Journal of Nursing Education,* 49, 23–28.

Henn, A. (2022). Simulationstraining – mehr als nur ein Puppenspiel?. *Intensivpflege,* 30, 64–68.

Hieber, M. (2020). Examen in Corona-Zeiten. *Pflegezeitschrift.* 73(9), 40–41.

Holoch, E. (2002). *Situiertes Lernen und Pflegekompetenz. Entwicklung, Einführung und Evaluation von Modellen Situierten Lernens für die Pflegeausbildung.* Bern: Huber.

Ironside, P. M., Jeffries, P. R., Martin, A. (2009). Fostering patient safety competencies using multiple-patient simulation experiences. *Nursing outlook*, 57(6), 332–337.

Jank, W., Meyer, H. (1994). *Didaktische Modelle.* (3. Auflage). Berlin: Cornelsen

Jenni-Zullinger, E., Schegel, C. (2012). Validation praktisch anwenden. *Fachzeitschrift für Pflegepädagogik, Patientenedukation und -bildung,* 7(3), 137–142.

Jeppesen, K., Christiansen, S., Frederiksen, K. (2017). Education of stu dent nurses – A systematic literature review. *Nurse Education Today*, 55, 112–121.

Kaiser, H. (2005). *Wirksames Wissen aufbauen. Ein integrierendes Modell des Lernens.* Bern: hep Verlag.

Knigge-Demal, B. (2001). Curricula und deren Bedeutung für die Ausbildung. In: Sieger, M. (Hrsg.). *Pflegepädagogik. Handbuch zur pflegeberuflichen Bildung.* (1. Auflage, S. 41–55). Bern: Huber Verlag.

Koppenberg, J., Henninger, M., Gausmann, P. & Bucher, M. (2014). Simulationsbasierte Trainings zur Verbesserung der Patientensicherheit. *Notfall + Rettungsmedizin,* 17(5), 373–378.

Krebs, R. (1999). Wie wird eine objektive strukturierte klinische Prüfung entwickelt? In: Institut für Aus-, Weiter- und Fortbildung Medizinische Fakultät Universität Bern (Hrsg.). *Kompetent prüfen. Handbuch zur Planung, Durchführung und Auswertung von Facharztprüfungen* (S. 141–177). Bern: IAWF.

Kultusministerkonferenz (2021). Handreichung für die Erarbeitung von Rahmenlehrplänen der Kultusministerkonferenz für den berufsbezogenen Unterricht in der Berufsschule und ihre Abstimmung mit Ausbildungsordnungen des Bundes für anerkannte Ausbildungsberufe. Zugriff am 15.06.2023. Verfügbar unter: https://www.kmk.org/fileadmin/veroeffen tlichungen_beschluesse/2021/2021_06_17-GEP-Handreichung.pdf

Landolt, S. (2009). Der dritte Lernort – eine Einführung. In: Goetze, W., Gonon, P., Gresele, A., Kübler, S., Landolt, H., Landwehr, N., Egger, P. (Hrsg.): *Der dritte Lernort. Bildung für die Praxis, Praxis für die Bildung* (S. 21–63). Bern hep Verlag.

Landwehr, N. (2002). Der dritte Lernort. In: Goetze,W. Gonon, P., Gresele, A., Kübler, S., Landolt, H., Landwehr, N., Marty, R., Renold, U., Egger, P. (2002): *Der dritte Lernort, Bildung für die Praxis, Praxis für die Bildung.* (S. 37–71). Bern: h.e.p. Verlag AG.

Landwehr, N. (2003). Der dritte Lernort und seine Bedeutung für ein transferwirksames Lernen. *Pflegewissenschaft,* 12, 254–263.

Linten, M., Prüstel, S. (2015). Kompetenz in der beruflichen Bildung: Begriff, Erwerb, Erfassung, Messung. Zugriff am 20.06.2023. Verfügbar unter: https://www.bibb.de/dok umente/pdf/a1bud_auswahlbibliographie-kompetenzen-in-der-beruflichen-bildung.pdf

Loewenhardt, C., Herzig, T. (2021). Lernen in simulierten Lernumgebungen in den Gesundheitsfachberufen. In: Darmann-Finck, I., Sahmel, K.-H. (Hrsg.). *Pädagogik im Gesundheitswesen.* (S. 1–18). Berlin, Heidelberg: Springer Reference Pflege – Therapie – Gesundheit.

Loewenhardt, C., Wendorff, J., Büker, C., Keogh, J. (2014). Simulations-Netzwerk Ausbildung und Training in der Pflege e. V. – Simulation in der Pflegebildung. *Pädagogik der Gesundheitsberufe,* 1, 64–68.

Looß, M. (2001). Lerntypen? Ein pädagogisches Konstrukt auf dem Prüfstand. *Die Deutsche Schule.* 93 (2). 186–198.

Marquardt, A. (2006). Der Bauernhof als erlebnispädagogischer Lernort. Eine wissenschaftliche Studie. Lüneburg: Verl. Ed. Erlebnispädagogik

Mattes, W. (2002). *Methoden für den Unterricht. 75 kompakte Übersichten für Lehrende und Lernende.* Paderborn: Schöningh.

Medley, C., Horne, C. (2005). Using simulation technology for undergraduate nursing education. *Journal of Nursing Education,* 44, 31–34.

Meyer, H. (2007). Alternative Prüfungsraster für Langentwürfe. Zugriff am 26.05.2023. Verfügbar unter: https://uol.de/f/1/inst/paedagogik/personen/hilbert.meyer/nr.1.alternative_planungsraster_.pdf

Meyer, H. (2009). *Unterrichts-Methoden I: Theorieband.* Berlin: Cornelsen

Meyer, O. (2013). Simulators don't teach – Lernprozesse und Simulation. In: St. Pierre, M., Breuer, G. (Hrsg.). *Simulation in der Medizin: Grundlegende Konzept-Klinische Anwendung* (S. 55–70). Berlin: Springer.

Meyer, H. (2014). *Was ist guter Unterricht?* (10. Auflage). Berlin: Cornelsen.

Ministerium für Arbeit, Gesundheit und Soziales des Landes Nordrhein-Westfalen (MAGS) (2022). Pflegefachmann und Pflegefachfrau. Zugriff am 01.06.2023. Verfügbar unter: https://www.mags.nrw/pflegefachfrau-pflegefachmann

Muijsers, P. (1997). *Fertigkeitenunterricht für Pflege- und Gesundheitsberufe. Das „Skillslab-Modell".* Berlin, Wiesbaden: Ullstein Mosby.

Nagle, B., Hale, J., Alexander, G., French, B. (2009). Incorporating scenario-based simulation into a hospital nursing education program. *The Journal of Continuing Education in Nursing,* 40, S. 18–25.

Neundlinger, K., Frankus, E., Häufler, I., Layer-Wagner, T., Kriglstein, S., Schrank, B (2023). *Virtual Skills Lab. Transdisziplinäres Forschen zur Vermittlung sozialer Kompetenzen im digitalen Wandel.* Bielefeld: transcript.

Nikendei, C., Jünger, J. (2006). OSCE – praktische Tipps zur Implementierung einer klinisch-praktischen Prüfung. *GMS Zeitschrift für Medizinische Ausbildung.* 23(3). 1–8.

Nikendei, C., Krautter, M., Celebi, N., Obertacke, U., & Jünger, J. (2011). Final year medical education in Germany. *Zeitschrift für Evidenz, Fortbildung und Qualität im Gesundheitswesen,* 105(4), 300–305.

Nikendei, C., Schilling, T., Nawroth, P., Hensel, M., Ho, A. A., Schwenger, V., Zeier, M., Herzog, W., Schelberg, D., Katus, H. A., Dengler, T., Stremmel, W., Müller, M., Jünger, J. (2005). Integriertes Skills-Lab-Konzept für studentische Ausbildung in der Inneren Medizin. *Deutsche Medizinische Wochenschrift.* 130. 1133–1138.

Obermeier, L., Süßmann, S. (2022). Skillstrainings und Simulationen in der generalistischen Pflegeausbildung. Umsetzung fachpraktischer und simulationsbasierter Lerninhalte im problembasierten Curriculum. *PADUA,* 17(3), 153–159.

Oelke, U., Flohr, H.-J., Ruwe, G., Reuter, J. (1995). *Lernen in der Pflege.* Braunatal: BVS.

Oelke, U., Meyer, H. (2013). *Didaktik und Methodik für Lehrende in Pflege- und Gesundheitsberufen.* Berlin: Cornelsen.

Owen, H., Follows, V. (2006). GREAT simulation debriefing. *Medical Education,* 40(5), 488–489.

Peplau, H. E. (2009). *Zwischenmenschliche Beziehungen in der Pflege. Ausgewählte Werke* (2. Auflage). Bern: Huber Verlag.

Perkins, G. D. (2007). Simulation in resuscitation training. *Resuscitation,* 73(2), 202–211.

Pesl, A., Bolleter, A., Schill, D. (2010). Simulationen in der Pflegeausbildung. Organisationale und methodische Aspekte der Umsetzung in Bildungseinrichtungen des Gesundheitswesens. *Pflegewissenschaft,* 7(8), 400–407.

Pippel, E. (2022). Ein OSCE als summative Prüfung im Studiengang Pflege (Bachelor). Fallstricke und Lösungen. *Pädagogik der Gesundheitsberufe.* 9(4). 214–224.

Prescher, T., Hanekamp, M. (2019). Einleitung: Ein Schulcurriculum entwickeln. In: Prescher, T., Hanekamp, M (Hrsg.). *Ein Schulcurriculum entwickeln: Ansätze und Strukturmomente in Modellversuchsvorhaben zur Gestaltung curricularer Bausteine in der generalistischen Pflegeausbildung.* (2. Überarbeitete Auflage, S. 5–24). Norderstedt: BoD.

Price, B. (2005). *Problem- und forschungsorientiertes Lernen. Praxishandbuch für Lernende und Lernbegleiter in der Pflege.* Bern: Huber Verlag.

Proff, H., Ahrens, C., Neuroth, W., Proff, H., Knobbe, F., Szybisty, G., Sommer, S. (2021). *Accelerating Digitalization. Chancen der Digitalisierung erkennen und nutzen.* Wiesbaden: Springer Verlag.

Radl, K. S., Breznik, M., Wilhelmer, I. (2022). *Simulation in der Ausbildung von Gesundheitsberufen.* Wien: facultas.

Rall, M. (2018). Mobile In-situ-Simulation – „Train where you work". In: St. Pierre, M. & Breuer, G. (Hrsg.). *Simulation in der Medizin: Grundlegende Konzepte – klinische Anwendung* (2. Auflage, S. 261–281). Berlin Heidelberg: Springer.

Reich, K. (2008). *Konstruktivistische Didaktik: Lehr- und Studienbuch mit Methodenpool.* (4. Auflage). Weinheim & Basel: Beltz.

Riedl, A., Schelten, A. (2006). Handlungsorientiertes Lernen. Aktuelle Entwicklungen aus der Lehr-Lern-Forschung und deren Anwendung im Unterricht. Zugriff am 26.05.2022. Verfügbar unter: http://riedlpublikationen.userweb.mwn.de/pdf/lfhuriedlschelten.pdf

Riedel, A., Lehmeyer, S., Monteverde, S. (2022). Ethikbildung in der Pflege – strukturelle Besonderheiten und didaktische Implikationen der Pflegeausbildung. *Ethik in der Medizin,* 34, 387–406.

Riedo, P. (2006). Curriculum-Entwicklung. Aufwärts in der Schweiz. Problemorientiertes Lernen. *PADUA,* 1, 38–45.

Riegger, M. (2011). Was ist gute Unterrichtsvorbereitung? Zur Qualitätsdiskussion aus Sicht didaktischer Positionen. *Pädagogische Rundschau* 4, 427–443.

Rothgeb, M. (2008). Creating a Nursing Simulation Laboratory: A Literature Review. *Journal of Nursing Education,* 47, 489–494.

Russo, S. G., Nickel, E. A. (2013). Wie im wahren Leben: Simulation und Realitätsnähe. In: St. Pierre, M., Breuer, G. (Hrsg.). *Simulation in der Medizin: Grundlegende Konzept-Klinische Anwendung* (S. 122–131). Berlin: Springer.

Saul, S., Jürgensen, A. (2021a). Handreichung für die Pflegeausbildung am Lernort Pflegeschule. Erläuterungen des PflBG, der PflAPrV und Empfehlungen für die Erstellung schulinterner Curricula in Anlehnung an die Rahmenlehrpläne der Fachkommission nach § 53 PflBG. Zugriff am 04.04.2023. Verfügbar unter: https://www.bmfsfj.de/resource/blob/187142/3cd33e0f04aba6eb61a75e6fe31dad4e/handreichung-fuer-die-pflegeausbildung-am-lernort-pflegeschule-data.pdf

Saul, S., Jürgensen, A. (2021b). Handreichung für die Pflegeausbildung am Lernort Praxis. Zugriff am 04.04.2023. Verfügbar unter: https://www.bibb.de/dienst/publikationen/de/download/17175

Schewior-Popp, S. (2005). *Lernsituationen planen und gestalten. Handlungsorientierter Unterricht im Lernfeldkontext* (2. Auflage). Stuttgart: Thieme.

Schewior-Popp, S. (2014). *Lernsituationen planen und gestalten. Handlungsorientierter Unterricht im Lernfeldkontext* (2. Aktualisierte Auflage). Stuttgart: Thieme.

Schill, D. (2015). OSCE: Prüfungsform in der 3. Lernortdidaktik. Unterlagen im Rahmen des Internationalen Fachworkshops „Skills-Lab-Trainer/in 3. Lernort" Ausbildung ZAG

Schindele, D., Müller-Wolff, T., McDonough, J. P. (2021). Klinische Handlungskompetenzen gemeinsam verbessern – voneinander und miteinander lernen. *Deutsche Interdisziplinäre Vereinigung für Intensiv- und Notfallmedizin.* 12(1). 36–40.

Schindele, D., Müller-Wolff, T., McDonough, J. P., Fromm, C. (2020). Klinische Handlungskompetenzen gemeinsam verbessern – interprofessionelles Lernen in der Intensivmedizin. *Medizinische Klinik – Intensivmedizin und Notfallmedizin,* 115(7), 545–549.

Schlegel, C. (2008). OSCE (Objective Structured Clinical Examination) in der tertiären Pflegeausbildung – eine Anleitung zur Planung und Durchführung. In: Nussbaumer, G., von Reibnitz, C. (Hrsg.). *Innovatives Lehren und Lernen. Konzepte für die Aus- und Weiterbildung von Pflege- und Gesundheitsberufen* (S. 181–190). Bern: Huber.

Schlegel, C. (2018). Objective structured clinical examination (OSCE). In: Schlegel, C. (Hrsg.). *OSCE – Kompetenzorientiert Prüfen in der Pflegeausbildung. Einführung und Umsetzung von OSCE-Stationen* (S. 1–8). Berlin: Springer Verlag.

Schlegel, C. (2022). Lernen im Skillslab – es lohnt sich, in Übungsräume zu investieren. *PADUA,* 17(5), 255–258.

Schlegel, C., Shaha, M. (2007). Spezielle Herausforderungen bei Planung und Durchführung von OSCE (Objective Structured Clinical Examination) in der Pflegeausbildung. *PrInterNet.* 9(12). 773–776.

Schlegel, C., Schaer, U.-B., Droz, M. (2020). *High-Fidelity-Simulationen in der Pflegeausbildung. Leitfaden für die Planung und Durchführung von Simulationssettings.* Bern. hep Verlag.

Schloffer, R. (2018). Einsatz unterschiedlicher Methoden zur Förderung der Handlungskompetenz. In: Fesl, S., Auböck, U. (Hrsg.). *(K)Ein Dritter Lernort – Erfahrungen, Best Practice Beispiele und aktuelle Befunde aus Österreich* (1. Auflage, S. 234–246). Nidda: hpsmedia.

Schnabel, K. (2013). Simulation aus Fleisch und Blut: Schauspielpatienten. In: St. Pierre, M., Breuer, G. (Hrsg.). *Simulation in der Medizin: Grundlegende Konzept-Klinische Anwendung* (S. 116–119). Berlin: Springer.

Schrauth, M, Riessen, R., Schmidt-Degenhardt, T., Wirtz, H.-P., Jünger, J., Häring, H.-U., Claussen, C. D., Zipfel, S. (2005). Praktische Prüfungen sind machbar. *GMS Zeitschrift für Medizinische Ausbildung.* 22(2). 1–3.

Schroeder, G. (2008). Fast wie echt. Skillstraining mit Simulationspatienten. *PADUA,* 2, 31–34.

Schröder, G. (2011). Skills-Training mit Simulationspatienten im problembasierten Lernen. In: Sittner, E. (Hrsg.). *Wie wird Wissen zum Können? Die praktische Ausbildung in der Pflege als gemeinsamer Auftrag von Theorie und Praxis* (1. Auflage, S. 43–60). Wien. Facultas.

Schröppel, H. (2021). Theoretische Grundlagen zur Methode. In: Kerres, A., Wissing, C., Wershofen, B. (Hrsg.). *Skillslab in der Pflege und in Gesundheitsfachberufen. Intra- und interprofessionelle Lehrformate.* (S. 13–34). Berlin: Springer.

Schwarz-Govaers, R. (2004). Subjektive Theorien als Basis für problembasiertes Lernen in der Pflegeausbildung. In: WE'G Weiterbildungszentrum für Gesundheitsberufe (Hrsg.).

Pflege lehren und lernen. Pädagogische und fachdidaktische Impulse zur Ausbildung im Gesundheitswesen. (S. 65–87). Bern: hep Verlag.

Schwermann, M. (2021). Szenariobasierte Simulation für die palliative Versorgung. In: Kerres, A., Wissing, C., Wershofen, B. (Hrsg.). *Skillslab in der Pflege und in Gesundheitsfachberufen. Intra- und interprofessionelle Lehrformate.* (S. 75–88). Berlin: Springer.

Schwermann, M. (2022). Leitlinie des Skills Labs an der FH Münster am Fachbereich Gesundheit. Zugriff am 05.04.2023. Verfügbar unter: https://www.fh-muenster.de/zpll/downloads/2022_10_24_Leitlinie_des_Skills_Labs.pdf

Seifart, C., Schönbauer, A., Monteverde, S., Krones, T. (2022). Konzeptionen von Simulationen mit Simulationspersonen für die Medizinethik-Lehre. *Ethik in der Medizin,* 34, 319–338.

Siebert, J., Frey, L., Beeh, S., Stiefvater, E., Bürkle, L., Schumann, H. (2018). Simulationstraining in der Pflegeausbildung. Evidenz und Erfahrungen mit einer Lehrmethode. *Pädagogik der Gesundheitsberufe,* 5(1), 59–65.

Siemer, J. (2007). Klassenunterricht. Einzelarbeit. In: Drumm, J. (Hrsg.). *Methodische Elemente des Unterrichts.* (1. Auflage, S. 12–25). Göttingen: Vandenhoeck & Ruprecht.

SimNAT Pflege (2020). Leitlinie Simulation als Lehr-Lernmethode. Zugriff am 05.04.2023. Verfügbar unter: https://www.simnat-pflege.net/download-file?file_id=110&file_code=2437e8102a

SimNAT Pflege (2022). Leitlinie Simulation als Lehr-Lernmethode. Zugriff am 28.03.2023. Verfügbar unter: https://www.simnat-pflege.net/download-file?file_id=163&file_code=9c1f6a34e3

Stieger, H. (2018). Fachdidaktik für berufliches Praxislernen. In: Fesl, S., Auböck, U. (Hrsg.). *(K)Ein Dritter Lernort – Erfahrungen, Best Practice Beispiele und aktuelle Befunde aus Österreich* (1. Auflage, S. 92–93). Nidda: hpsmedia.

Thomseth, E., Kirsten, A., Ostheimer-Koch, M. (2012). Fallstudie. Integration der Simulation in den Lehrplan für Gesundheits- und Krankenpflege. Zugriff am 06.06.2023. Verfügbar unter: http://laerdalcdn.blob.core.windows.net/downloads/f1093/AGXEPHBW/Case-Study-der-Berufsfachschule-f%25c3%25bcr-Krankenpflege-Kempten.pdf

Turek, E. (2012). Theorie und Praxis des problembasierten und kompetenzorientierten Lernens in der politischen Bildung". In: Beutler, Z., Lange, D. (Hrsg.). *Schlüsselkompetenzen für aktive BürgerInnenschaft. Handbuch für die Sekundarstufe.* (S. 75–81). Zugriff am 19.04.2023. Verfügbar unter: https://www.demokratiezentrum.org/wp-content/uploads/2021/04/Voice_problembasiertes_lernen.pdf

Vanier, D. H. (2021). Kooperation als Basis inklusiven Unterrichts – Von der Absichtserklärung zur professionellen Lerngemeinschaft In: Sasse, A., Schulzeck, U. (Hrsg.). *Inklusiven Unterricht planen, gestalten und reflektieren. Die Differenzierungsmatrix in Theorie und Praxis* (S. 78–90). Bad Heilbrunn: klinkhardt.

Van Geest, J. B., Cummins, D. S. (2003). An Educational Needs Assessment for Improving Patient Safety. Results of a National Study of Physicians and Nurses. Zugriff am 06.06.2023. Verfügbar unter: https://cdn.ymaws.com/www.npsf.org/resource/collection/ABAB3CA8-4E0A-41C5-A480-6DE8B793536C/Educational_Needs_Assessment.pdf

Ver.di (2022). Pflegeausbildung gefragt, aber belastend Zugriff am 08.06.2023. Verfügbar unter: https://gesundheit-soziales-bildung.verdi.de/themen/reform-der-pflegeausbildung/++co++be127818-4a1a-11ed-8d35-001a4a160111

VIFSG (2017). Das Skills-Lab-Konzept. Zugriff am 23.03.2023. Verfügbar unter: https://www.vifsg.de/unsere-themen/skills-lab-konzept/.

Von Reibnitz, C. (2008). Problem Based Learning – von der Theorie zur Praxis. In: Nussbaumer, G., von Reibnitz, C. (Hrsg.). *Innovatives Lehren und Lernen. Konzepte für die Aus- und Weiterbildung von Pflege- und Gesundheitsberufen* (S. 99–112). Bern: Huber.

Waldherr, F., Walter, C. (2014). *Didaktisch und praktisch. Ideen und Methoden für die Hochschullehre* (2., überarbeitete und erweiterte Auflage). Stuttgart: Schäffer-Poeschel Verlag.

Weber, G. (2005). Problem-Bases-Learning. – Ansatz zur Verknüpfung von Theorie und Praxis. *Beiträge zur Lehrerbildung*, 23(1), 94–104.

Weber, A. (2007). *Problem-Bases Learning. Ein Handbuch für die Ausbildung auf der Sekundarstufe II und der Tertiärstufe* (2. überarbeitete Auflage). Bern: hep Verlag.

Wesseler, M. (2016). Evaluation und Evaluationsforschung als innovatives Potenzial in der Weiterbildung. In: Tippelt, R., von Hippel, A. (Hrsg.). *Handbuch Erwachsenenbildung/Weiterbildung*. (S. 1–20). Wiesbaden: Springer.

Wilkie, K. (2001). Das Wesen des problemorientierten Lernens. In: Glen, S., Wilkie, K. (Hrsg.). *Problemorientiertes Lernen für Pflegende und Hebammen*. (S. 37–64) Bern: Huber Verlag.

Zigmont J. J., Kappus L. J., Sudikoff, S. N. (2011). The 3D Model of Debriefing: Defusing, Discovering, and Deepening. *Seminars in Perinatology*. 35(2). 52–58.

GPSR Compliance

The European Union's (EU) General Product Safety Regulation (GPSR) is a set of rules that requires consumer products to be safe and our obligations to ensure this.

If you have any concerns about our products, you can contact us on ProductSafety@springernature.com

In case Publisher is established outside the EU, the EU authorized representative is:

Springer Nature Customer Service Center GmbH
Europaplatz 3
69115 Heidelberg, Germany

The manufacturer's authorised representative in the EU is Springer
Nature Customer Service Centre GmbH, Europaplatz 3, 69115 Heidelberg,
Germany. If you have any concerns regarding our products, please
contact ProductSafety@springernature.com

Printed and bound by CPI Group (UK) Ltd, Croydon, CR0 4YY

24/04/2026

02096358-0005